正颌外科治疗手册
团队协作

Handbook of Orthognathic Treatment
A Team Approach

原著　Ashraf Ayoub　Balvinder Khambay　Philip Benington
　　　Lyndia Green　Khursheed Moos　Fraser Walker

主译　李继华　李　盛

译者（按姓氏笔画排序）

王　宇　贵州医科大学附属口腔医院
王　鹏　四川大学华西口腔医院
邬琼辉　四川大学华西口腔医院
李　盛　南京医科大学附属口腔医院
李　翔　中山大学附属口腔医院
李继华　四川大学华西口腔医院
何映西　四川大学华西口腔医院
项自超　浙江大学医学院附属口腔医院
章　臻　上海交通大学医学院附属第九人民医院
覃之凡　南京大学医学院附属泰康仙林鼓楼医院

U0199570

人民卫生出版社
·北京·

版权所有，侵权必究！

图书在版编目（CIP）数据

正颌外科治疗手册：团队协作/（英）阿什拉夫·阿尤布（Ashraf Ayoub）原著；李继华，李盛主译. — 北京：人民卫生出版社，2021.7
ISBN 978-7-117-31745-0

Ⅰ.①正…　Ⅱ.①阿…②李…③李…　Ⅲ.①口腔颌面部疾病-口腔外科手术-手册　Ⅳ.①R782.05-62

中国版本图书馆 CIP 数据核字（2021）第 117594 号

人卫智网　www.ipmph.com	医学教育、学术、考试、健康，	
	购书智慧智能综合服务平台	
人卫官网　www.pmph.com	人卫官方资讯发布平台	

图字：01-2018-6149 号

正颌外科治疗手册：团队协作
Zhenghe Waike Zhiliao Shouce：Tuandui Xiezuo

主　　译：李继华　李　盛
出版发行：人民卫生出版社（中继线 010-59780011）
地　　址：北京市朝阳区潘家园南里 19 号
邮　　编：100021
E - mail：pmph @ pmph.com
购书热线：010-59787592　010-59787584　010-65264830
印　　刷：北京华联印刷有限公司
经　　销：新华书店
开　　本：787×1092　1/16　印张：12
字　　数：284 千字
版　　次：2021 年 7 月第 1 版
印　　次：2021 年 8 月第 1 次印刷
标准书号：ISBN 978-7-117-31745-0
定　　价：160.00 元

打击盗版举报电话：010-59787491　E-mail：WQ @ pmph.com
质量问题联系电话：010-59787234　E-mail：zhiliang @ pmph.com

作 者 名 录

Professor Ashraf F. Ayoub
BDS, MDS, PhD, FDS RCS(Ed), FDS RCPS(Glas),
FDS(OS) RCS(Ed)
Professor of Oral & Maxillofacial Surgery
The University of Glasgow
Glasgow, UK

Dr Balvinder S. Khambay
BDS, PhD, FDS RCS(Eng), MOrth RCS(Ed),
FDS(Orth) RCS(Eng)
Clinical Associate Professor in Orthodontics
Faculty of Dentistry
The University of Hong Kong
Hong Kong

Mr Philip C.M. Benington
BDS, FDS(Orth) RCS(Ed), FDS RCPS(Glas), MSc,
MOrth RCS(Eng)
Consultant and Honorary Clinical Senior Lecturer
in Orthodontics
Glasgow Dental Hospital and School
Glasgow, UK

Dr Lyndia Green
BA(Hon), DClinPsy, MAppSci
Consultant Clinical Psychologist
Glasgow Royal Infirmary
Glasgow, UK

Professor Khursheed Moos
BDS, MBBS, FRCS(Ed), FDS RCS(Eng), FDS RCS(Ed),
RCPS(Glas), FRCPS(Glas)
Honorary Research Fellow
The University of Glasgow
Glasgow, UK

Mr Fraser Walker
MSc, FIMPT
Consultant Maxillofacial Prosthetist
Regional Maxillofacial Unit
The Southern General Hospital
Glasgow, UK

中 文 版 序

在口腔颌面外科领域中,正颌外科学是一门相对年轻的学科。自20世纪80年代中期引入我国并逐步开展以来,技术更新和发展速度较快。经过几代人的努力,日益与世界水平同步。中国是一个人口总数世界第一的大国,按患病率来看,牙颌面畸形患者的数量也是世界第一。虽然我国已经拥有了世界一流的正颌外科专家,但需认识到正颌外科在我国发展水平还参差不齐,正颌外科手术普及率还不高,有些外科医师的操作也不够规范。特别是随着国人生活水平的不断提高,有牙颌面畸形矫治需求的患者已经越来越多。要提升我国正颌外科的整体水平,势必需要及时了解国际一流同行的技术操作规范和新的理论方法,以此指导我国同行,规范我们治疗中的某些行为,因此组织翻译在国际上具有较大影响力的临床用书显得极为迫切和重要。

李继华和李盛医师及他们的团队翻译的由英国格拉斯哥大学口腔颌面外科教授 Ashraf F. Ayoub 等著的《正颌外科治疗手册:团队协作》一书可谓是雪中送炭。在 Wiley Blackwell 出版集团近年来出版的口腔颌面外科类书籍中,这部专著广受好评。该书阅读对象定位准确,专门针对口腔颌面外科和口腔正畸科专业的住院医师以及年轻正颌外科医师,满足他们的阅读和培训需求。同时,这部专著临床实用性很强,对那些多年从事正颌外科、具有丰富临床经验的口腔颌面外科医师来说,也具有重要参考价值。我相信这部译著会成为我国正颌外科领域中一本有价值的参考书,也可以作为住院医师和专科医师培训用书。

我阅读了这部专著的部分章节,该书简明扼要,临床适用性、指导性强。近年来正颌外科领域重点关注的与正颌-正畸治疗相关的心理干预,治疗规划手段以及团队协作的整体治疗相关的概念都发生了巨大变化,这些变化在这本手册中都得到着重体现。除此之外,在这个快速发展的数字化时代,这本手册还详尽地涵盖了数字化虚拟手术设计、模拟、术中导航及术后拟合评价等内容。该书非常适合正在学习正颌外科或从事相关工作的年轻医生们学习与阅读。原作者、出版社和译者的三方努力,将为我们提供一本珍贵的正颌外科参考书。李继华教授是我国在正颌外科领域,特别是面部轮廓整形方面颇有造诣的专家,由他和后起之秀李盛副教授等翻译此书,确保原作者的意图能被准确传达,使本书有望成为该专业领域的一本标准用书。他们做了一件很有意义的工作,我相信本专著的出版必将对我国正颌外科人才培养、学科发展与进步有所裨益!

四川大学华西口腔医学院教授,
主任医师,博士研究生导师
中华口腔医学会口腔颌面外科专业
委员会主任委员
石冰
2021 年 5 月 10 日

中文版前言

由英国格拉斯哥大学口腔颌面外科教授 Ashraf F. Ayoub 及其他 5 位学者所著的《正颌外科治疗手册：团队协作》，因其可读性和实用性，在口腔颌面外科的正颌外科专业领域内被广泛阅读并得到了一致认可。我作为一名有 20 余年从业经验的正颌外科医师，在通读该书之后，深感其简明扼要，条理清晰，图文并茂，可读性好且侧重于临床可操作性。

原著者 Ashraf F. Ayoub 教授常年致力于正颌外科临床工作，完成了数千台正颌外科手术，同时也是《国际口腔颌面外科杂志》编辑。Ayoub 教授研究团队曾获数个奖项，发表了约 60 篇有关该领域的研究文章，并在欧美等国家进行了多次演讲。他的团队应用三维成像的新技术来研究牙颌面畸形，团队成员除了外科医师还包括正畸医师、专业技师、心理学家以及计算机科学家和统计学家，是名副其实的正颌治疗团队协作的典范。Ayoub 教授还指导着一批硕士和博士进行头面部立体摄影测量的研究，并编写了牙颌面畸形矫正的教材。需要说明的是，译著中各种头影测量分析所采用的参考标准并非国人标准，因此临床借鉴使用时需结合国人的头影测量标准值进行应用。

在此特别感谢我合作多年的同事：华西口腔医院祝颂松教授、罗恩教授、邹淑娟教授、陈嵩教授、李运峰副教授、叶斌副教授对译著进行认真审校并提出中肯的修改意见，提升了译本的翻译水平和质量。

中华口腔医学会口腔颌面外科专业委员会主任委员石冰教授于百忙之中为我们的中译本作序，并对我们给予了高度的评价和热忱的鼓励。我代表全体译者深表感谢！

译本的诞生离不开 Wiley Blackwell 出版集团的支持，更离不开人民卫生出版社的支持。长期以来人民卫生出版社为口腔专业领域引入了大量优秀的国外专著，为国内的口腔医师们学习借鉴国际经验提供了非常便利的平台。

正颌外科在我国方兴未艾，专业发展前景广阔，医疗需求潜力巨大，希望本译著的出版能够为有志于投身正颌外科的医学专业人员提供入门指引，为年轻的正颌专业、正畸专业住院医师们提供入门基石，为主治医师的能力提升提供良好的参考资料，也为推动国内正畸-正颌联合治疗技术的发展添砖加瓦。

翻译过程中，我们秉持忠于原著、深入理解、精准译意、凝练表达的原则，对许多内容进行多次反复修改、审核和校对，力求体现原著的专业性与准确性，并尽可能表现原著清晰的条理与逻辑。然而译文中难免有错误与瑕疵，还请各位专家和读者提出宝贵意见，以供再版时修改。

李继华
2021 年 5 月 14 日
于四川大学华西口腔医学院

原 著 序

这本新出版的正颌外科治疗手册最值得称道的优点是其宏观性和整体性。尽管在过去的20年里,正颌外科的手术技巧发生的变化较小,但在最近几年,与正颌手术相关的心理干预,治疗规划手段以及团队协作的整体治疗概念都发生了巨大变化,这些变化在这本手册中都得到着重体现。目前,正颌外科的治疗团队包括外科医师、正畸医师(通常需要在术前进行咬合的准备以及术后对咬合进行微调)、修复医师(修复缺失或严重移位的牙齿并在必要时改善牙齿外观)、实验室工作人员(进行模型手术并准备殆板)和心理医师(术前评估患者对正颌手术的心理适应能力以及术后可能发生的心理变化)。除此之外,在快速发展的数字化时代,能够娴熟掌握数字化手术设计软件的操作人员也变得越来越重要。这本手册非常详尽地涵盖了以上各方面的内容。

正颌外科最令人振奋的进展莫过于数字化手术设计在三维层面上的应用。现有的手段可以做到在三维空间上获取患者的软硬组织形态,通过软件对软硬组织进行数字化处理,对不同的区域进行分块,实现对手术操作的模拟,从而为治疗规划提供崭新的思路和方法。现在,我们能够精确地预测颌骨在三维构象上的移动位置,包括下颌角和下颌下缘等通过传统模型难以预测的区域。这些都为正颌手术的方法和技术带来了更为丰富的变革。

无论是对刚刚涉足正颌外科领域的新手,还是对正颌外科领域的专家,这本手册都将是一本引人入胜、大有裨益的佳作。

M. Anthony(Tony)Pogrel
口腔外科医师,医学博士
英国爱丁堡皇家外科医学院院士
美国外科医师协会会员
加州大学旧金山分校教授,医院事务副院长
口腔颌面外科主任

原 著 前 言

　　这本手册是我们为牙颌面畸形治疗教材简化做出的一次尝试。尽管我们写作此书的主要目的是培训正颌外科的入门者，但与正颌外科相关的所有专业及不同水平的临床医生都会被某些特定章节的内容所吸引。

　　在过去的几十年中，尽管正畸的基本理论，颌面外科的操作方法以及正颌手术技术几乎没有发生变化，一些关键领域的进展却已悄然来临，并且对我们的临床实践产生了深远的影响。其中最重要的进展包括：

　　1. 患者的心理健康在治疗过程中受到越来越多的关注。理想情况下，对正颌手术患者的心理评估不应仅局限于治疗前，还应体现在术前准备以及其他所有必要的时间节点上（包括术后）。我们认为这是目前正颌外科跨学科合作的一个关键组成部分。

　　2. 认识并分析传统面弓转移和𬌗架方法记录咬合的固有缺陷及其对模型手术精确性的不利影响。对所有正颌外科的临床医生来说，认识到这些固有缺陷、其对治疗效果的潜在影响以及如何修复这些缺陷是至关重要的。

　　3. 面部结构获取手段从传统二维的影像学和照片到三维的锥束计算机断层扫描和立体摄影测量的转变。随着图像捕获技术和计算机技术的飞速发展，3D 技术的变革也随之到来，并日益成为我们临床实践中的常规技术手段。

　　在本书中，我们除了介绍正颌手术的基本方法，并描述每个角色在治疗团队中的贡献以外，还旨在向读者介绍这些正颌外科领域里的关键进展。我们尽可能通过实例阐述书中的内容，并希望这本手册可以做到清晰易读，激发读者的思考。

Ashraf Ayoub

Balvinder Khambay

Philip Benington

Lyndia Green

Khursheed Moos

Fraser Walker

致　　谢

我们谨代表所有作者对 Glasgow 口腔医院/医学院牙颌面诊疗中心的护理协调员 Carol McIvor 女士以及南方综合医院的医学摄影师 James Eyland 先生表示由衷的赞美和感谢。

我们还要感谢过去和现在所有在诊疗中心工作过的临床和行政人员,没有他们,就不可能有这本手册。

最后,我们对家人表现出的耐心和支持表示诚挚的谢意。

目　　录

第1章 正颌患者的心理因素

学习重点

- 了解临床心理学家在正颌外科诊治中的作用
- 能够解释牙颌面畸形对患者的心理影响
- 能够识别影响患者对治疗满意度的相关因素
- 能够识别正颌外科对哪些心理状态的改善是无效的

在牙颌面畸形诊治计划中,临床心理学家是多学科团队的重要成员,本章将描述临床心理学家在其中的作用,主要包括:

- 面部外观所造成的心理问题。
- 心理评估。
- 患者心理问题的管理建议。
- 识别具有会影响治疗的心理问题的患者。
- 心理治疗介入。

1.1 面部外形相关的心理问题

一个人的面部是其外观最显著的部分,也是在社交活动中其他人首先关注的部位。具有严重错𬌗的人可能一生中大部分时间都受到他人注视、欺负和歧视。即便此种情况可能会引起他人的同情,但往往很难避免受到他人无意的、消极的、非语言的伤害。由于这些消极的经历,面部畸形患者有可能会在社交场合表现出害羞和防御的行为,从而加重他们的社交障碍。不仅如此,那些有轻微形象异常的人也会被认为缺乏吸引力、缺乏社交能力,同样也有可能受到嘲笑,从而影响他们的自身形象认知和自尊。MacGregor(1970)认为:与那些有严重形象问题的人相比,像有"龅牙"这样轻微异常的人也可能会引起人们的注意,成为被嘲笑的对象,并经受更多他人关于其外貌的评论。Bull 和 Rumsey(1988)在现实生活中进行了一系列实

1

验,证明了他人对轻微面部异常的负面反应。因此,具有异常的面部外观在许多情况下都可能造成严重的障碍,除了相关的自身功能问题之外,还会影响社会对其接受程度及其本身的社交能力。

除了面部的客观特征及其社会意义外,面部外观的心理认知方面还包括自身形象的认知。这些都是一个人对自己的身体和外观的主观呈现。Cash(2006)将身体形象描述为一个多维的构造,它包含了个体对自身外观的感知和态度。这包括与他们外观相关的思想、感情和行为。他们对身体形象的评价会影响他们对外观的满意程度,并会受到文化、民族和性别问题的影响。对于客观存在或自己察觉到身体异常的人来说,引人注意的外观反而会给他们带来痛苦。这有助于解释为什么面部畸形的程度和相关的心理障碍之间不存在线性关系。

牙齿的外观在青少年和成人的身体形象评价中都起着重要的作用。牙齿虽然只是面部的一个部分,但它可以独立地影响一个人的吸引力。不管是牙颌面畸形患者还是其他人,都认为严重的错𬌗畸形患者是不受欢迎、不善于交际的。Cunningham 等(2000)发现与非临床对照组相比,正颌外科患者的身体形象和面部身体形象评分较差。据报道,对牙齿外观最不满意的首先是严重的超覆盖,然后是严重的深覆𬌗,最后是牙齿在空间上的异常(Helm 等,1985)。目前正畸正颌联合治疗已成为常规治疗手段,人们对该治疗方法也有了更多的认识。大多数人接受正颌外科治疗是为了改善功能,但同时正颌外科也改善了他们的面部容貌。事实上,有一部分接受正颌外科治疗的人并没有严重的畸形,他们寻求治疗主要是为了改善容貌。那么在这种情况下,进行手术的目的则是为了改善自身形象。除此之外,对于那些有明确功能障碍而决定进行正颌外科治疗的人来说,在大多数情况下,接受治疗后的容貌改变效

果也将决定他们对治疗的满意度。

一般而言,患者对正颌外科治疗的主要期望是能够改善功能问题和外观,从而进一步提高形象、自尊和社会功能。有些正颌外科患者术后外观的变化是很明显的,而有些患者的变化可能是轻微的。患者必须适应自己容貌外观的变化,并很好地应对他人对这些变化的反应。大多数患者都能很好地应对治疗过程,并对治疗结果感到满意。然而,对少数人来说,治疗会造成一些负面的心理影响。心理因素会影响患者对治疗的身体反应以及对治疗的满意度。因此,在正颌外科治疗中,口腔功能和审美因素以及相应的生理和心理因素之间都存在着复杂的相互作用。

1.2　心理评估

心理评估需要在牙颌面畸形诊治专科医院进行,并且先于其他诊疗过程。心理评估最好是一对一进行,以最大限度地获取信息。因为患者在这种情况下更有可能透露出更多的自身信息。心理评估需要临床心理学家具有相当丰富的经验,擅长解决与外观相关的心理问题,以及与青春期后期到成年期的过渡时期相关的问题(因为大多数患者属于这个年龄段)。简短的、有侧重的心理评估,内容需涵盖患者对正颌治疗过程和治疗结果的满意度相关的问题。需向后续治疗相关的多学科团队提供的信息包括:

- 患者对当前问题及相关功能影响的感知情况。
- 患者的治疗动机和治疗期望。
- 患者目前的心理状态,及早发现在治疗期间需要心理支持的患者。
- 发现那些不能够通过正颌外科治疗解决其问题的患者。
- 评估可能对治疗不满意的危险因素。

1.2.1　患者对当前临床问题的感知

评估患者对当前临床问题的认知旨在确定究竟是什么困扰着他们,他们认为问题有多严重,以及对日常生活的影响等。

患者对临床问题的看法

在初始阶段,了解患者对所提到的问题的想法是很重要的,因为患者的治疗需求可能与临床医生的观点不一致。患者对此问题可能一无所知,也可能进行了深入了解。不管患者之前被告知什么、听到什么或读到什么,在最开始时他们都会被问到底是什么问题困扰着他们以及为什么会困扰他们。其他更为系统化的问题需要在了解患者的困扰之后再进行。

功能和美学方面的关注

了解错𬌗畸形患者相关的功能问题及美学问题是很重要的。患者可能会觉得和临床医生讨论功能问题更加容易,但也可能会觉得临床医生认为他们的美观问题不那么重要。Jensen(1978)认为,相关证据表明许多患者隐瞒了手术的美容目的。因此,有必要鼓励患者描述他们所关注的美学方面的问题。对患者来说,当决定进行治疗时,功能恢复和审美关注都是非常重要的。例如,如果患者主要对容貌改善感兴趣,而治疗之后如果容貌改善较少或对容貌美观度产生了负面影响,患者的需求得不到满足,从而导致治疗满意度降低。

对异常严重程度的感知

是否进行治疗还受到临床医生和患者对问题严重程度认知的影响。可以使用视觉模拟量表,该表在每一个指标上都有标记,可以帮助评估患者对感知到的身体问题严重性的关注程度,以及与该问题相关经历的痛苦程度。客观容貌畸形程度与患者报告的跟外观相关的心理障碍的严重程度之间不存在线性关系。因此,

一些有明显面部问题的人可能很少担心容貌问题,而一些仅存在轻微异常的人,虽然临床医生可能认为这些异常是在正常范围内,反而可能存在明显的容貌困扰。后者可能需要从心理方面进行更详细的评估。

并不是所有的患者都会接受正颌外科手术治疗。Bell 等(1985)在一项研究中发现,对于客观需要接受手术的患者来说,患者对自己面部的感知是决定他们是否接受治疗更重要的因素。一般来说,与外科医师和正畸医师相比,患者本人更有可能判断面部外形是否正常。作者的研究表明,在考虑改变面部美观度时,应首先考虑患者对其面部美学的感知。

对生活的影响

报告中还应评估外观关注度对患者日常生活的影响。这一部分需要仔细地评估,以便获得更真实的情况,避免与事实不符。评估他们起初最关心的信息是什么,什么时候发生的以及是否有任何特殊的诱因? 有时,转诊的患者在初次转诊前可能没有意识到自己面部存在的问题,但当问题被发现后,他们可能开始对自己的容貌更加敏感。同样的,也有些患者从很小的时候就开始关注自己的容貌,自身的容貌可能对他们的社交和情感发展产生了明显的影响。因此,应评估患者过去和现在所感知到的问题所产生的影响。

患者会被问到,他们过去是否就这个问题咨询过其他人,或者是否接受过治疗。对他们的全身形象也要做一个更全面的评估,例如,询问他们是否不喜欢面部或身体的其他部位,并考虑通过手术或其他方式改变。还应注明患者以前进行过的任何美容类治疗史,其中应包括美容牙科治疗史。

除了患者自己描述外观关注对他们的影响外,心理学家还会观察他们的行为。例如,观察患者微笑时是否会主动用手捂住嘴等,这些身

体语言提供了有关他们对身体形象关注程度的重要信息。同样,如果患者在建立或保持眼神交流方面有问题,那么这可能意味着患者存在严重的身体形象认知问题或心理问题,如社交焦虑。

评估患者对当前临床问题的感知,对于团队讨论和比较临床问题的观点非常重要,可以避免过分关注外观和最终对治疗结果不满相关的问题。

1.2.2　患者的治疗期望

心理评估的第二个主要领域涉及从生理和心理两方面来看待患者对治疗的期望。如果患者的治疗期望是模糊的或不现实的,那么在多学科评估中,通过向他们提供关于治疗可能获得的效果的明确信息,就有可能改变这些观点。如果患者关于正颌外科治疗对他们生活影响的期望是不现实的,为了帮助他们在生活中做出必要的改变,可能需要在术前及术后从心理角度与患者沟通,使他们能在治疗中获得满意的效果。然而,如果患者继续在生理和心理上对能够实现的目标持有不现实的观点,那么他们对手术的期望就无法满足,他们很可能对治疗的结果不满意。

1.2.3　患者的治疗动机

评估的第三个领域是患者的动机,包括他们为什么寻求治疗,以及他们是否能够坚持完成一个漫长而艰苦的疗程。因此,确定他们是否只是刚刚在牙科医生或其他临床医生的建议下被转诊接受治疗也非常重要。如果是这种情况,那么需要询问患者是否愿意在完全了解临床问题的性质之后继续进行治疗,特别是对于年轻人或心理脆弱的成年人,这一点尤其重要。如果寻求转诊主要是由于父母的担忧,则需要确定患者自身是否有同样的担忧,并希望自己接受治疗。如果他们表示不想进行手术,那么

重要的是要确定其原因是他们对手术有特殊的恐惧(这种恐惧可能是不准确的,而且会随着安慰而改变),还是仅仅是他们与父母有不同的看法。评估这一决定的时机也很重要。例如,考虑到面部异常对未来可能产生的影响,来确定这一决定是他们与父母之间普遍的对立观点的一部分,还是他们经过深思熟虑而做出的。

如果转诊主要是出自患者自己的意愿,而且主要是美观问题,那么需要着重评估寻求治疗是一个持续关注的结果还是近期事件(积极或消极)所引起的结果。近期事件可能是负面的,比如关系破裂,那患者对外观的关注可能只是自我负面评价的一部分。潜藏在患者的治疗动机之下的可能还有更复杂问题,如性别焦虑或种族认同障碍,这些可能会引起患者对面部外观的不满。为什么患者会在生命中这个特殊时期寻求手术治疗是一个很重要的问题,因为如果手术是为了解决一个持久的困扰,那么他们更有可能对治疗的结果感到满意。

Sarwer(2002)描述了治疗的内部动机和外部动机的概念。内部动机是由个人的内部因素驱动的,例如,希望改善外表或增加自尊。他认为,外部动机与个人的外部因素有关,比如取悦他人,或者改变外观从而在工作中获得晋升等。区分内部动机和外部动机的重要性与患者对治疗结果的满意度有关,因为研究表明,内部动机越强的患者越可能对手术结果感到满意。

探讨患者持续进行一个相对较长的治疗周期的可能动机也是很重要的。在正畸准备期间,患者需要经常到医院就诊,坚持遵守严格的口腔卫生标准,并应对长达数月可能导致更加畸形的面部外观的初期治疗。如果他们有逃避治疗或不接受治疗的历史,那么其动机问题就更重要。我们知道,过去的行为是未来行为的最佳预测指标,因此,与没有此类历史的人相比,过去没有继续接受治疗的人再次中断治疗的风险更大。因而,找出之前未能完成治疗的

原因以及这些原因在他们目前的生活状况中是否可能再次发生是很重要的。最好确定患者在治疗过程中可能的动机，尤其是在术后不久。

治疗动机受患者对问题的感知及这些问题对他们的重要性的影响，他们需要对治疗做出非常明确的决定。如果患者对治疗过程的态度模棱两可，或者他们的动机有问题，那么就意味着需要延迟开始治疗的时机。可以查明那些需要额外帮助的人，例如有精神健康问题的人，并安排必要的支持治疗。

1.2.4　患者的心理状态

一项基于正常发育的专业知识的心理评估还将包括简述儿童的早期经历、他们的人际关系以及他们在学校、工作和社会环境中如何发挥作用等内容。这将包括人格的评估和目前或过去报告的心理障碍的评估。

对精神病史进行一个简短的筛查，如果出现这样的病史，则应对当前的心理状态进行更详细的评估。这将包括酒精、其他药物滥用或自残的历史。如果出现明显的心理病史，可能需要在评估完成之前进行第二次评估。这可能包括联系目前正在治疗该患者的精神卫生专业人员，以获得他们关于该患者的病情是否对正颌外科治疗产生影响的意见。

最后，对患者过去如何应对疾病、手术或创伤进行简要评估。对患者未来两年的教育、工作或家庭计划进行讨论，因为牙颌面诊治中的许多患者正处于他们生活的过渡阶段，很明显，在考虑治疗计划时也必须考虑到这一点。此外，还应对他们治疗期间可获得的社会支持以及这些支持可能出现的改变进行评估。社会支持的质量对于患者的治疗结果来说很重要，识别出在手术过程中可能需要额外支持的患者也很重要。

1.2.5　心理评估的结果

在完成心理评估之后，心理学家会与患者

讨论在评估过程中出现的相关问题，并将这些问题反馈给临床团队的其他成员。同时也应为评估过程的其余部分做一些准备，鼓励患者在评估过程中提出问题或表达他们的担忧。如果患者表示可能难以表达出自己的担忧，应让其放心，因为他不仅会得到相应的帮助，也会有家人、伴侣或朋友在场进行支持。医生应该提醒患者，他们可以转诊后接受选择性的治疗，只有在了解治疗方案的所有风险和好处后，才需要做出最后的决定。他们可以花一些时间来做决定，因为延迟开始治疗比过早退出治疗更好。

有时，由于患者当前的生活状况、心理障碍或当前的精神健康问题，心理评估会建议延迟治疗的起始时间。例如，如果有些人患有产后抑郁症，正在努力应对新生儿，那么延迟一段时间治疗可能会更好。有时患者可能难以表达对治疗时间的担忧，因为他们认为延迟治疗起始时间会使自己不再得到治疗，或者他们为自己占用预约时间而感到内疚。尤为重要的是，如果某些年轻患者由于过度顺从他人或在某方面表现得很脆弱，导致其在做决定时感到不明原因的压力，则可以建议其推迟治疗。

在极少数情况下，心理学家可能会建议不必进行治疗，因为从心理学角度看，手术有相反的作用（红色警告），这些将在后面的部分中详细介绍。此外，在其他情况下心理学家也可能识别出明显会影响特定患者正颌治疗的讨论和决定的问题（黄色警告）。这可能与患者需要接受治疗的外形畸形程度较低，而其对治疗的渴望主要出于审美上的动机有关。在某些情况下，心理学家可能会约他们再次见面，如有必要，也会联系相关的心理健康服务机构以获得更多的信息，并进行更详细的评估。如果患者同意对已确认的心理状况进行适当治疗，则会被转诊到适当的服务机构。

在对患者进行正畸和手术评估之前，心理评估的即时反馈将被提供给团队。该反馈还将包括对患者在评估和治疗期间的心理需求的建议。心理医生在完成对患者的评估后,将与团队一起进行最后的讨论。心理医生也将在多学科评估结束后,与患者讨论治疗方案。

1.3   心理评估后患者的管理建议

心理学家在初步评估中发现患者存在心理障碍或状况时,将对患者在治疗过程中的管理提出一些建议。这些问题可能非常广泛,但有几个典型的例子是:

- 广泛性焦虑症。
- 抑郁症病史。
- 学习障碍。
- 性或身体虐待史。

如果患者在评估中被评估为广泛性焦虑,那么很明显,临床环境和治疗程序很可能会在这类患者中引发焦虑。建议医院针对这类患者积极建立消除焦虑的措施,鼓励使用消除焦虑的技巧,减少患者的焦虑。

有抑郁症病史的患者在最初的评估中会得到心理学家的建议。特别是,医生会告知患者术后出现情绪低落的可能性,并鼓励他们报告任何抑郁症状,以便他们能得到适当的治疗。治疗团队也会被告知患者抑郁症的既往病史,或目前控制良好的情况。这样,如果他们随后觉得患者的情绪正在恶化,可以将患者转诊到心理学科室。抑郁症的恶化不仅表现为明显的情绪低落,也表现为激惹易怒、治疗依从性改变或自我管理变差。

如果患者表现出学习障碍,那么可以就治疗团队的语言使用水平以及如何为患者构建信息提出建议。即使患者的学习障碍较严重,且有护理人员陪同,治疗团队仍应尽量与患者直接进行沟通,并确保患者理解。如果患者在治疗方面有任何可能存在但无法表达的困难,则治疗团队必须与家属或护理人员联系。

如果在评估过程中发现患者有性虐待或身体虐待的病史,并且患者对某些程序感到不舒服,心理学家应讨论他们在临床环境中存在哪些特殊的困难,并向团队成员提供相应的建议。例如,如果患者感觉身后有人站着而自己看不见时特别难受,那治疗团队就应该注意并尽量减少这种情况的发生。一般来说,在接近这些患者之前,可能需要花比正常情况下更多的时间来解释程序。对于有过虐待史的患者来说,进行各种各样的手术或麻醉可能尤其困难。此时需要提供特殊护理来支持患者,或安排一些程序来增加患者在这些情况下的控制感。

如果性别、文化或宗教等问题对患者在治疗期间的管理有任何影响,也可以在心理评估中提出相应的建议。了解心理问题将有助于更好地管理患者。

1.4   红色警告和黄色警告的患者

有证据表明,大多数被转诊到正颌外科进行诊治的患者在治疗中表现很好,对结果也很满意。然而,也有一些患者对治疗的结果不满意。对其中一些人来说,这主要是心理问题,而不是客观治疗问题所致。重要的是需要鉴别出这类患者,因为在某些情况下正颌外科治疗可能会恶化他们的心理状况。在这种情况下,这类患者接受适当的、针对心理障碍的治疗反而更加重要。

正颌外科相关文献中有一种普遍的观点,认为寻求正颌外科治疗的患者与那些寻求整形手术的患者有很大的不同。特别地,文献中的观点认为寻求正颌外科治疗的患者心理状况更稳定,与一般正常人没有什么不同。然而,这种假设仍存在一些问题,需要我们注意:首先,这些结论往往是基于患者人群的平均得分,而不是看患者满足某种心理状况的比例。其次,心理"正常"是假定的,因为许多人是全科医师或正畸医师转诊的,并且有明确的手术指征。然而,现在许多研究表明,对面部外观的审美关注是寻求正颌外科手术的主要动机,也是患者治疗满意度的主要考虑标准。再次,据报道有相当一部分患者是自己要求转诊的。而且有迹象表明,自 20 世纪 90 年代以来,随着越来越多的人对外貌的关注和对正颌外科手术的了解,寻求正颌外科手术的临床人群发生了明显变化。考虑到就诊于正颌外科的某些患者,其面部外观在平均范围内,仅表现出轻微的异常,却出现了严重的心理困扰,这意味着这一寻求正颌外科治疗的患者亚群可能更接近于寻求整形手术的人群。因此,一些在整形外科文献中被广泛研究的心理问题,可能与相当一部分正颌外科患者有关,这就告诫医生要确保不存在手术禁忌的情况。最后,必须记住"正常"或"平均"人群依旧存在一定比例的精神障碍和有心理问题的患者,并不意味着他们完全没有问题。

虽然以下章节描述的患者相对少见,但一旦出现,他们可能会对临床工作造成相当大的干扰,他们本人也会在正颌外科治疗后变得更加痛苦。在极少数情况下,他们还会提起诉讼。通常使用红色,黄色,绿色的标志系统来标记治疗风险。以下部分将详细介绍这些患者:

- 对于有红色警告的患者,一般不进行手术。
- 对于有黄色警告的患者,只有在团队进行非常细致的评估之后,才能进行治疗。

1.4.1　红色警告
躯体变形障碍

诊断躯体变形障碍的基本标准是:

- 对想象的外貌缺陷过度关注,或者对已存在的轻微的身体异常过度关注。
- 这种关注对患者的社会、职业或其他重要功能领域造成相当大的痛苦或损害。
- 这种关注不能解释为其他精神疾病(DSM-Ⅳ-TR 2000)。

躯体变形障碍(body dysmorphic disorder,BDD)的患病率在一般人群中为 1% ~ 2%。但在整形外科患者中可达 5%,在皮肤科患者中可达 9% ~ 15%,患病率明显高于一般人群(Sarwer 和 Crerand,2008;Phillips 等,2000)。据报道,正畸医师的成年患者中,BDD 的患病率为7.5%(Hepburn 和 Cunningham,2006)。BDD 在正颌外科治疗中的患病率尚不清楚,但考虑到面部是 BDD 患者关注的主要部位之一,其患病率极有可能高于一般人群。例如,Veale 等(1996)发现 86% 的 BDD 患者提到面部是他们关注的部位之一。BDD 患者发病的平均年龄在青春期后期(Phillips 等,1993;Veale 等,1996),这一时期也是牙颌面畸形患者的平均年龄所在范围。BDD 的患病率在男性和女性中相似。

BDD 患者的主要临床特征为明显的痛苦和对想象中的身体缺陷的强烈关注。这类患者可能会试图用发型、浓妆、围巾或帽子来掩饰这些缺陷。他们可能会花很长时间检查镜子中或其他镜面中想象的身体缺陷,并反复与家人确认相关区域的外观。另外,他们可能会避免照镜子,并把镜子从家里搬走;或者从不和他们认识的人讨论他们关注的缺陷,以避免引起别人的注意。他们也可能有明显的逃避社会和职业环境以及避免与人建立人际关系的行为,尽管他们希望做这些事情。在更极端的情况下,他们可能已经辍学或辞职,在社会上变得非常孤立。

可以肯定的是,BDD 患者身体的客观评价和他们感知到的身体异常有明显差异。这些异常可能是妄想或者是被夸大的。Phillips 和McElroy(1993)认为,尽管患者对感知到的异常的严重程度可能会随着时间的推移而发生一系列变化,但他们对自身病情的判断仍是不准确的。来自医生的关于 BDD 患者外观正常的临床意见和反馈也不会改变他们错误的判断。

很显然,BDD 患者会对想象中的身体缺陷坚持不懈地寻求治疗,并给卫生专业人员施加巨大压力,要求他们为自己采取治疗手段。他们可能就诊过不同地区的不同医院,试图让相应医护人员采取自己认为需要的治疗手段,而且就诊时很可能不会透露这些情况。所以,任何手术压力或治疗压力过大的患者,都需要非常仔细地评估。BDD 的症状被认为是正颌外科手术的禁忌证,手术会导致他们的症状加剧或将症状转移至他们面部或身体的其他部位(DSM-Ⅳ-TR)。NICE 指南(2005)对包括 BDD 在内的强迫症建议,相应患者应由有此类疾病治疗经验的精神卫生专业人员进行评估。应将他们转诊给相应的精神健康临床医生,最好是在专门处理这类症状的服务机构进行治疗。

精神分裂

a. 对面部外观有妄想信念的精神分裂症

有些患者可能会对自己的面部外观产生错觉,这是精神分裂症的继发症状之一。例如,这类患者有时会变得非常关注他们的面部外观,但在其他时候,这种关注则没那么强烈,这种关注可能会随着其精神状态的整体改善而发生变化。Pruzinsky(2002)指出,我们对于精神分裂症等精神障碍患者的身体形象障碍了解甚少,尽管在临床病例描述中讨论了这些现象,但对其进行的系统研究却很少。显然,医生不建议对有这种妄想信念的患者进行治疗,因为正颌外科治疗无法解决他们的问题。

但另一方面,如果有精神分裂症的患者被转诊至正颌外科,并且他们对自己的面部没有妄想信念,那么他们还是应该考虑接受治疗的。为了了解患者目前病情的稳定性和应对治疗的能力,进行心理健康服务是必不可少的。应对患者进行相应评估,以确保他们能够从治疗中受益。

b. 躯体妄想症

妄想症,躯体型的诊断(delusional disorder,somatic type,DDST)为:

"符合诊断为妄想症的各项指征,并涉及躯体功能或躯体感觉的症状"(DSM-Ⅳ-R)。

患者偶尔会对自己的面部产生一种妄想信念,这种妄想信念并不属于精神分裂症等其他精神疾病的范畴。他们可能有正常或最多一些轻微异常的面部外观,但是他们对自己面部的看法与客观的评估有很大不同。这类患者可能会坚持手术,并且由于妄想信念的存在,他们不会对医生给予的面部外观正常的保证感到满意。躯体妄想症的病情可能不同,但往往是慢性的,因此患者可能会反复求治疗(Pruzinsky,2002)。显然,手术并不能解决患者的感知问题,因此躯体妄想症是正颌外科手术的禁忌证。

根据目前精神障碍的分类(DSM-Ⅳ-TR),有妄想信念的 BDD 也被归为躯体妄想症。但该领域的专家(例如 Phillips,2002)认为它们实际上是一种疾病的不同严重程度的表现形式,这类疾病最好是以洞察力/妄想两个维度来考虑,而不是只考虑某一单一方面。

目前已经患有抑郁症

如果患者目前有严重的抑郁症,那么延迟治疗开始的时间可能是明智的,尤其是在他们寻求正颌外科治疗的主要原因是对自己的面部外观不满意的情况下。在临床上,患有抑郁症的患者,其情绪症状将影响其思维和行为。抑郁症状和身体形象问题之间存在着正向关系。很明显,抑郁症患者报告的与面部异常有关的痛苦可能是受到目前低落情绪的影响。这类患者的精神状态很可能会影响他们寻求治疗的决定。当抑郁症好转时,他们可能会持有不同的观点。抑郁症还会影响他们的动机,使其更难应付并难以坚持严格的治疗方案。应在几个月后对患者进行重新评估,届时抑郁症可能已得到解决。

社交恐惧症(社交焦虑障碍)

一些患者可能表现出明显的社交恐惧症或社交焦虑,他们认为面部异常是其社交恐惧的原因。在很多情况下,他们的情况以前没有被发现,并且他们可能从未接触过精神卫生服务。

社交恐惧症的标准包括:

在一种或多种社交或表演场合中,接触到不熟悉的人或受到他人的审视,表现出明显的、持续的恐惧。这类人群担心他或她的行为(或表现出焦虑症状)是羞耻和尴尬的(DSM-Ⅳ-TR)。

这类患者在恐惧的环境中会引发焦虑,在某些情况下还会引起惊恐发作。社交恐惧症患者自己其实是有察觉的,他们能够认识到自己所经历的恐惧是非理性的。尽管他们渴望社交互动,但他们还是会有明显的社交退缩行为。典型的社交恐惧症患者对于批评或拒绝非常敏感。这种情况也对他们的工作表现、社会生活和人际关系产生显著影响。在一般人群中,社交恐惧症的患病率约为2%。一般人群中有更高比例的人会表现出轻微的社交焦虑,这一比例约为40%(Edelmann,1992)。

童年或成年后有过极度害羞史的人都有明显的社交焦虑,他们可能会把注意力集中在自己外观的某一方面,并把它当作社交困难的原因。不可否认,外观会影响社交能力,但是如果患者仅表现出轻微的身体问题而有明显的社交障碍,那么很明显他们的社交困难必须考虑另一种解释。这是很重要的,因为这类患者对手术的期望不会得到满足(手术不会改变他们的生活)。并且当他们预期的结果没有实现时,可能会引发心理危机。或者手术后他们可能只是把关注的焦点转移到外观的其他方面。

人格障碍

人格特质被定义为:

在广泛的社会和个人环境中,表现出持久性的、对环境和自身感知、关联和思考的模式。只有当人格特质是僵化的、不适应的,并引起显著的功能障碍或主观痛苦时,才构成人格障碍(DSM-Ⅳ-TR)。

在整形外科相关文献中,许多人格障碍都与不良的术后结果有关;从心理学角度来看人格障碍可能会产生相应问题,尤其是当正颌外科治疗的身体适应证轻微时。一个典型的例子就是回避型人格障碍。

回避型人格障碍是人格障碍中的一种,有时会被混淆为社交恐惧症,它被定义为:

一种普遍存在的社会性抑制、自我感觉不足和对负面评价极度敏感的模式,从成年早期开始,出现在各种环境中(DSM-Ⅳ-TR)。

患有这类疾病的人通常是害羞、孤独和孤立的,因为他们对可能的批评或拒绝过于敏感。他们经常认为自己低人一等。他们可能会认为自己的外观有问题,并对面部某些方面感到尴尬,害怕因此遭到拒绝。正颌外科治疗不太可能解决患者的这些问题,尤其是在适应证轻微的情况下。

自残

了解患者是否有过自残的经历,不管是否是最近发生的,也不管以何种形式发生的,都是很重要的。自残有不同的严重程度,但有些伤害自己身体的人,可能会干扰伤口愈合或干预其他方面的治疗。如果观察到这种情况,那么在考虑治疗之前,必须仔细评估患者目前症状的稳定性和与精神卫生服务机构的接触情况。

如果患者目前有严重酗酒或滥用药物的行为,那么进行正颌外科治疗可能不合适。他们不太可能完全配合治疗,比如在酗酒的时候他们可能会遭受面部创伤。

进食障碍

目前,严重的饮食失调如神经性厌食症和神经性贪食症是正颌外科治疗的禁忌证,因为它们会对身体状况产生影响。此外,这类患者如果还没接受治疗,则应首先确保他们可以转诊至适当的科室接受治疗。

1.4.2 黄色警告

黄色警告的患者是那些表现可能引起医生注意的患者。这些患者可能不符合精神障碍的正式标准,但他们的表现暗示了其可能有一些心理障碍或存在对治疗结果不满意的风险。

过度关注微小的缺陷

对于客观上仅有轻微身体问题或外观被认为在平均范围内的患者,应非常小心地处理。这类患者可能会对自己的问题进行长时间详细地考虑,长期讨论治疗方案,并可能在互联网上广泛搜索治疗方案。通常他们在决定是否进行治疗时也有困难。他们可能会表现出对自己的外观有极高期望的一种强迫性特质,甚至是强迫症症状。考虑到患者一开始的关注程度与客观评价不一致,治疗可能无法达到患者要求的完美标准,导致患者难以接受手术结果,要求反复手术。这类患者对于适应他们的外观变化也存在一些困难。一些过度关注微小缺陷的患者甚至可能患有 BDD。

对外观的关注模糊不清

如果一个人在被给予足够的时间和鼓励之后,仍然无法清晰表达出他们对自己面部外观的不满之处,那么这也是一个值得关注的问题。如果他们只能说出关于丑陋的模糊概念,或者表达出对自己的外观整体不满意,这同样也是有问题的。这类患者不能够准确地确定他们的

担忧或期望,因此任何后续的手术都可能无法解决他们的特殊问题。这类患者可能有一定程度的 BDD。

使用极端语言

一个有着戏剧性外貌和表现,并且用极端的语言描述哪怕是很小的异常的患者,可能具有戏剧性人格特征。这类患者可能看起来非常自信,但对手术和术后恢复时的生理变化的适应存在困难,并且对术后结果有着很高的要求。同样,他们在描述一个相对较小的异常时,使用诸如丑陋或厌恶这样的极端词汇,也可能患有一定程度的 BDD。

其他身体形象问题

如果一个患者寻求正颌外科手术治疗主要是出于美观的原因,而他们几乎没有进行手术的适应证,那么了解他们是否有其他身体形象问题是很重要的。医生要确定他们是否对自己的面部或身体的其他方面也存在担忧。这类患者可能就他们目前的问题咨询了其他专家,但被拒绝手术。同样重要的是要确定患者是否进行过其他整容手术,如整形手术、定期注射肉毒杆菌毒素、牙科美容等,以确认患者对自己的身体形象不满意的程度。当然,他们可能不会透露所有病史,这也是一个令人担忧的问题。同样地,他们可能会对治疗的结果不满意。

复杂的身份认同问题

对面部外观的不满有时可能是与患者身份认同相关的更加复杂问题的体现。例如,特别是在青少年时期开始关注身体形象问题时,来自社会中少数种族的个体可能希望他们外表的某些方面与社会中占主导地位的种族更相似。这可能只是某个人暂时的想法,或者是青春期身份探索的一部分,而不是一个长期的问题。

性别焦虑症患者也可能会表现出对面部外

观的不满。这种情况通常发生在他们适应新性别生活遇到困难的情况下,尤其是在他人面对自己身份变化时的反应不如他们所愿的情况下。正颌外科治疗不太可能解决他们的问题,他们很可能因此对治疗结果不满意。

手术压力过大

如果临床医生对进行正颌外科治疗有很大的压力,也许是他们认为临床治疗指标是不够充分的,这应该引起一些关注。这些压力可能来自患者父母,他们可能非常担心孩子不能接受治疗,也可能来自患者自己。来自患者父母的压力可能是相当大的。父母会要求他们的孩子在最佳治疗年龄之前接受治疗。这可能因为患者对自己的外观很苦恼,或者由于牙齿畸形在学校受到嘲笑甚至欺负所致。显然,如果是后者,那么可以鼓励家长与学校联系,因为学校也有支持服务体系(即教育心理学家、学校辅导员),他们可以给孩子支持和帮助并妥善处理学校内的霸凌问题。

比例失调的社会影响

如果患者自述轻微的外观异常会造成相当大的社会影响,那么治疗团队应该考虑他们对身体问题的感知能力,以及他们是否会对治疗结果感到满意的问题。它也可能是一个更普遍的社会问题,但这不会通过进行正颌外科治疗而得到改变。

对以往治疗不满

如果患者自述之前有过治疗失败或与临床医生关系不佳的经历,特别是在他们有良好的术后结果的情况下,则需要引起医生的注意。毫无疑问,尽管一些患者可能过去的确有过糟糕的经历,但更深入的调查结果表明,他们很可能对未来的治疗也不满意。这是一种危险信号。

自恋特质

表现出自恋特征(病态的自我欣赏)的患者在整容手术和牙科美容手术中的比例很高。这类患者在牙颌面诊治中也可能遇到,他们往往仅表现出轻微的身体异常。他们可能对治疗的效果有不切实际的想法,或者可能试图在治疗过程中对临床医生提出不合理的要求。即使治疗结果良好,这类患者也很可能对治疗结果不满,并对临床医生施加相当大的压力,要求进一步治疗。

综上所述,红色警告的患者不太可能通过正颌外科治疗解决他们的问题,如果需要的话应转诊给心理治疗的专家或转到心理健康服务机构。黄色警告的患者应进行非常仔细的评估,并讨论该种情况下进行手术能否在风险收益分析中,使患者改善身体指标带来的收益大于其心理问题带来的风险。如果这些患者继续进行手术,他们可能需要一些额外的支持,或特殊管理策略,这些可作为其护理计划一部分。

1.5　正颌治疗过程中对患者的心理治疗介入

大多数接受正颌治疗的患者不需要心理治疗。然而在治疗过程中,可能会出现各种压力和心理问题,因此在术前正畸期间、围手术期和术后则需要一些心理治疗介入。

1.5.1　术前正畸治疗

可以对在评估中发现有特殊心理问题的患者进行一些简短的干预。在相当长的牙齿矫正治疗期间,可能会出现其他问题,因此需要进一步的心理评估或干预。例如,如果患者可能开始错过预约时间,这可能反映其动机问题,即对未来手术的焦虑或对完成治疗的矛盾心理。治疗患者的临床医生也应察觉到患者表现出的明显焦虑或低落情绪。事实上,心理学家作为团队的一部分,已经和其他临床医生进行过沟通,使得医患沟通过程中关于心理学转诊的讨论变得容易得多,也减少了任何明显的羞耻感。患者自己可能在最初评估时就被告知,如果需要,他们可以在治疗的任何阶段获得进一步的心理治疗介入。治疗过程中一些比较常见的困难包括:

a. 焦虑

如果患者出现焦虑障碍,如广泛性焦虑障碍或恐惧性焦虑障碍,那么治疗团队可以提供简短的心理干预,通常包括放松训练、焦虑管理训练或系统脱敏和运用内在自我陈述等方法。

b. 抑郁

如果患者在治疗期间变得抑郁,那么将对其进行进一步的心理评估,根据问题的严重程度考虑究竟将其转诊到心理健康服务机构,还是联系全科医师可以采取抗抑郁药物治疗。之后心理学家可以对他们进行认知行为治疗或其他适当的心理干预。

c. 心理效应的不现实预期

如果患者对治疗的心理影响有非常不切实际的期望,但是团队已经决定进行正颌外科治疗,那么心理学家的一些简短的治疗干预可能会有帮助。干预的重点是帮助患者评估他们的期望的实际性,向他们强调心理变化可能比外表上的生理变化需要更长的时间。心理干预还包括帮助患者认清接受正颌外科治疗可以帮他们在功能上做出的一些改变,从而使后期治疗的收益最大化。例如,如果他们因为担心自己的外观而回避社交,可以鼓励他们开始进入社交场合,并提醒他们手术后发生的外观变化对其他人来说可能不是特别明显。为随之可能产生的焦虑情绪提供一些应对策略方面的培训也是有帮助的。

d. 对有精神疾病患者的支持

牙颌面诊治过程中,心理学家的另一个作用是帮助那些正在接受治疗的、精神疾病病情稳定的患者。对于这些患者来说,其精神疾病仍可能影响治疗过程。与心理健康团队的联系可以帮助解决问题,保证患者在医院的就诊。在手术后的一段时间里,心理干预也将有助于确保患者能够合理饮食。

e. 患者改变进行手术的决定

在正畸失代偿开始后,患者可能会改变他们进行手术的想法,尽管在治疗开始时就强调牙齿矫正和手术治疗是一个整体,彼此是相互依赖的。如果他们的决定是出于对手术的不切实际的恐惧,那么患者与心理学家和外科医师的讨论可能会解决一些问题,使他们按计划进行。

1.5.2 手术计划阶段——患者的术前准备

心理因素已被证明会影响患者对手术的生理反应,对术后结果起着重要作用,并影响患者的满意度。

a. 沟通

外科医师和患者之间的沟通被认为是预测术后结果是否积极的关键因素。一般情况下,患者只会记住医生所给的少量信息。他们通常只对关注的内容有选择性地记忆,在临床情况下的焦虑也会影响其之后的记忆。对术后适应阶段遇到的问题缺乏足够的信息是患者对治疗不满意时的常见抱怨内容。书面信息可以提供相应帮助,网络信息或与做过类似手术的患者沟通也可以,但与提供治疗的临床医生的直接沟通对解决这一问题尤其有效。确保家庭成员或伴侣在治疗的每个阶段都能获得信息也很重要。

b. 患者对手术的期望

在手术之前,重复一些最初评估时可能没有讨论过的问题也很重要。例如,再次讨论患者对手术的期望并确保这些期望是现实的。此时正颌外科团队应再次明确表达手术的预期效

果,这一过程中使用照片或计算机预测软件尤
其有帮助。需要注意的是,容貌外观的改变可
能需要一些时间,因此患者在手术后不久可能
会出现短暂的负面情绪反应。如果有必要的话
还需提醒患者,自尊的提升和与其他人的互动
方面的积极变化可能需要相当长的一段时间,
并且这一过程需要他们自己积极参与。

c. 患者的术前准备

鼓励患者讨论他们对即将进行的手术的恐
惧和焦虑,将使临床医生获得患者所关注的每
一个问题的相关信息。在疼痛相关文献中有非
常多的证据表明,大多数患者能很好地应对术
后可能出现的种种不适,这可能会减少患者对
镇痛剂的需求,并使患者更早出院。重要的是,
治疗团队还应向家庭成员提供有关手术过程和
治疗效果的信息,以便家庭成员在术后看望患
者时做好准备,因为家庭成员的反应可能会影
响患者术后的即时反应。

d. 焦虑

术前的心理困扰已被证明对术后结果有负
面影响。在手术之前,一小部分患者可能会出
现相当程度的焦虑,他们应该得到额外的帮助。
在某些情况下,仅凭一些信息可能不足以减轻
患者的焦虑,这些患者可能需要一些心理学手
段的介入,如使患者放松、内在自我陈述和分散
注意力等技巧。

总之,与患者沟通、给予患者准确而贴合实
际的信息、患者的术前准备、术前对潜在弱势患
者的干预都是很重要的问题,因为患者的情绪
状态不仅决定了他们治疗过程中的心理状态和
术后满意度,也影响着他们对手术的身体反应。

1.5.3　术后心理治疗

大多数患者在正颌手术后能很快地适应各
种变化,但有许多心理问题会影响患者术后的
康复进展:

a. 适应的过程

正颌外科治疗后,患者必须适应其外观和
口腔功能的变化。如果患者面部的变化很明
显,他们可能还必须适应人们对这些变化的反
应。大多数患者似乎适应得很快,并对他们的
治疗结果感到满意。然而,并不是所有患者的
适应速度都是一样的,例如 Kiyak 等(2006)报
告说,与女性相比,男性对术后几个月的身体形
象满意度较低。这可能是因为男性需要更长的
时间来适应他们外观的变化。适应是一个改变
的过程,与积极的外观变化有关的心理上的改
变比身体上的改变需要更长的时间。

b. 他人的反应

社会评价是患者术后适应身心变化的关键
因素。如果患者在手术前有过严重的缺陷,那
么外观改善后他们很可能会得到相当多来自外
界的积极反馈(Kiyak,1995)。社会对他们外观
的接受程度的改变对他们来说是显而易见的,
因此会影响患者对手术的满意度。相反,如果
社会没有关注到他们的外观有任何变化,患者
可能会感到失望,并开始觉得这种治疗不值得。

为患者提供主要情感支持的伴侣或家庭的
作用至关重要。他们对患者最初选择治疗的决
定有明显的影响,并且也对治疗的满意度有重
要的、持续的影响。

术后的各项支持和患者的适应过程可能
不匹配,尤其是在患者还在适应改变的外表以
及与之前不同的外界对外表的反应的时期。在
手术恢复的早期阶段,家人和朋友可能会给予
支持,但之后他们可能认为患者不再需要支持,
所以减少对患者支持或帮助的投入。这可能是
患者对手术结果不满的一个时期。例如 Kiyak
等(1984)发现,手术后 9 个月的自尊得分较
低,但在术后 24 个月又有所改善。Kiyak 等
(1985)发现,约 20% 的患者情绪障碍增加,而
这一群患者很可能在手术后经历了重大的生活
变化,如离婚或家庭问题等。作者认为,来自他

人的社会支持是影响患者术后两年治疗满意度的持续因素。

c. 情绪干扰

正颌外科手术后,患者通常需要应对面部肿胀、淤青及术后使用骀板的不适。不同的患者在术后如何处理这段时间的不适有很大的不同。手术后短暂的情绪低落是很常见的,一些人认为这可能与常用的处方药,如麻醉剂、类固醇和镇痛药以及术后体重减轻有关(Stewart 和 Sexton,1987)。

然而,一些患者似乎有一个更持久的情绪低落过程,但在文献中很少有明确的关于该群患者比例的信息。Derwent 等(2001)报道,大约30%的父母和患者在术后 3 个月的时间里认为患者有抑郁情绪。Kiyak(1985)认为有 20%的患者有抑郁症状。Kiyak(1981)通过问卷调查发现,在术后 6 个月左右,固定的托槽被移除后,情绪低落的情况才有所改善。因此,少数患者可能有更持久的抑郁症,可能需要心理支持和治疗。

患者情绪低落和对手术结果不满意之间始终存在高度相关性(如 Kiyak 等,1985)。抑郁症患者会报告更多的疼痛、术后不适和较差的口腔功能。报告疼痛和报告其他术后生理影响,如肿胀和感觉异常等,是有区别的。一般认为疼痛体验会受到低落情绪的影响。

d. 其他问题

亲属可能会发现患者没有报告的身体和心理问题。一个常见的例子是他们发现患者吃得比较少,担心是由于他们术后不舒服造成的。但一些患者确实认为这段时间是一个减肥的机会,所以可能刻意少吃,甚至造成严重体重过低。

术后功能的改善并不意味着相关的心理问题会以同样的速度得以改善。心理状态的改善可能需要更长的时间,而且可能受到人际关系影响产生动态波动。患者的心理状态在术后 2

年仍可能发生变化,一些患者可能需要额外帮助来适应这些变化。在牙颌面畸形诊治过程中,临床心理学家可以为有心理困难的患者提供相关的心理治疗干预。

1.6　总结

临床经验和研究证据表明,在整个正颌外科治疗过程中,需要系统地选择患者、为手术做好准备并细致做好患者心理方面的护理管理工作。

综上所述,临床心理学家对正颌外科治疗的干预将提供:

- 在治疗前对所有患者进行专业评估,并从心理学角度及早发现潜在问题。
- 关于患者护理的心理学方面的建议。
- 如有需要,在治疗的每个阶段向患者提供所需信息。
- 减少患者心理障碍相关问题的发生机会,从而提高患者对治疗结果的满意度。
- 为不适合接受治疗的患者提供专业的心理学治疗,或在有需要时为其提供适当的心理健康服务指引。

在正颌外科治疗过程中,需要认识到患者的心理状态是患者护理的一个重要组成部分。

1.7　参考文献

Bell, R., Kiyack, H.A., Joondeph, D.R., McNeill, R.W. and Wallen, T. (1985) Perceptions of facial profile and their influence on the decision to undergo orthognathic surgery. *American Journal of Orthodontics*, **88**, 323–332.

Bull, R. and Rumsey, N. (1988) *The Social Psychology of Facial Appearance*. London: Springer-Verlag.

Cash, T.F. (2006) Body image and plastic surgery. In David B. Sarwar, Thomas Pruzinsky, Thomas F. Cash, Robert M. Goldwyn, John A. Persing and Linton A. Whitaker. (eds.) *Psychological Aspects of Reconstructive and Cosmetic Plastic Surgery. Clinical, Empirical and Ethical Perspectives*. Philadelphia: Lippincott Williams & Wilkins, p. 37.

Cunningham, S.J., Gilthorpe, M.S. and Hunt, N.P. (2000) Are orthognathic patients different? *European Journal of Ortho-*

dontics, **22**, 195–202.

Derwent, S.K. Hunt, N.P. and Cunningham, S.J. (2001) A comparison of parents' and patients views of orthognathic treatment. *International Journal of Adult Orthodontics and Orthognathic Surgery,* **16**, 171–178.

DSM-IV-TR. Diagnostic and Statistical Manual of Mental Disorders. Fourth Edition. Text Revision. American Psychiatric Association. (2000). Washington, DC: Amer. Psychiatric Pub. Inc.

Edelmann, R.J. (1992) *Anxiety. Theory, Research and Intervention in Clinical and Health Psychology.* Chichester: Wiley.

Helm, S. Kreiborg, S. and Solow, B. (1985) Psychosocial implications of malocclusion: A 15-year follow-up study on 30-year-old Danes. *American Journal of Orthodontics,* **87**, 110–118.

Hepburn, S. and Cunningham, S. (2006) Body dysmorphic disorder in adult orthodontic patients. *American Journal of Orthodontics and Dentofacial Orthopedics,* **130**, 569–574.

Jensen, S. (1978) Psychosocial dimensions of oral and maxillofacial surgery: A critical review of the literature. *Journal of Oral Surgery,* **36**, 447–453.

Kiyak, H.A. (1995) Discussion on the impact of interpersonal support on patient satisfaction. *Journal of Oral Maxillofacial Surgery,* **53**, 1297–1299.

Kiyak, H.A. (2006) Orthognathic surgery. In David B. Sarwar, Thomas Pruzinsky, Thomas F. Cash, Robert M. Goldwyn, John A. Persing and Linton A. Whitaker (eds.) *Psychological Aspects of Reconstructive and Cosmetic Plastic Surgery. Clinical, Empirical and Ethical Perspectives.* Philadelphia: Lippincott Williams & Wilkins, p. 161.

Kiyak, H.A., Hohl, T., Sherrick, P, West, R.A., Boucher, F. (1981) Sex differences in motives for and outcomes of orthognathic surgery. *Journal of Oral Surgery,* **39**, 757–764.

Kiyak, H.A., Hohl, T., West, R.A. and McNeill, R.W. (1984) Psychological changes in orthognathic surgery patients. A 24 month follow-up. *Journal of Oral Maxillofacial Surgery,* **42**, 506–512.

Kiyak, H.A., McNeill, R.W. and West, R.A. (1985) The emotional impact of orthognathic surgery and conventional orthodontics. *American Journal of Orthodontics,* **88**, 224–234.

Macgregor, F. (1970) Social and psychological implications of dentofacial disfigurement. *The Angle Orthodontist,* **40**, 231–237.

NICE. NHS National Institute for Health and Clinical Excellence (2005) CG31. Obsessive Compulsive Disorder: Pathway (OCD) and body dysmorphic disorder (BDD). Core interventions in the treatment of obsessive compulsive disorder and body dysmorphic disorder. http://guidance. nice.org.uk/CG31/Guidance.

Phillips, K.A., Dufresne, Jr., R.G., Wilkel, C. and Vittoriao, C. (2000) Rate of body dysmorphic disorder in dermatology patients. *Journal of the American Academy of Dermatology,* **42**, 436–441.

Phillips, K.A., Kiyak, H.A. and Reichmuth, M. (2002) Body image issues in dental medicine. In: Cash, Thomas F. and Pruzinsky, Thomas. Eds. *Body Image. A Handbook of Theory, Research & Clinical Practice.* The Guildford Press: New York, p.342.

Phillips, K.A. and McElroy, S.L. (1993) Insight, overvalued ideation and delusional thinking in body dysmorphic disorder: Theoretical and treatment implications. *Journal of Nervous and Mental Disease,* **181**, 699–702.

Phillips, K.A., McElroy, S., Keck, P.E., Pope, H.G. and Hudson, J.I. (1993) Body dysmorphic disorder: 30 cases of imagined ugliness. *American Journal of Psychiatry,* **150**, 302–308.

Pruzinsky, T. (2002) Body image disturbances in psychotic disorders. In Thomas F. Cash and Thomas Pruzinsky. Eds. *Body Image. A Handbook of Theory, Research, & Clinical Practice.* New York: The Guildford Press, p.322.

Sarwer, D.B. (2002) Psychological assessment of cosmetic surgery patients. In David B. Sarwar, Thomas Pruzinsky, Thomas F. Cash, Robert M. Goldwyn, John A. Persing and Linton A. Whitaker (eds.) *Psychological Aspects of Reconstructive and Cosmetic Plastic Surgery. Clinical, Empirical and Ethical Perspectives.* Philadelphia: Lippincott Williams & Wilkins, p. 267.

Sarwer, D.B. and Crerand, C.E. (2008) Review Article: Body dysmorphic disorder and appearance enhancing medical treatment. *Body Image,* **5**, 50–58.

Stewert, T.D. and Sexton, J. (1987) Depression: A possible complication of orthognathic surgery. *Journal of Oral Maxillofacial Surgery,* **45**, 847–851.

Veal, D., Boocock, A., Gournay, I.C., Dryden, W., Shah, F., Wilson, R. and Walburn, J. (1996) Body dysmorphic disorder: a survey of fifty cases. *British Journal of Psychiatry,* **169**, 196–201.

第 2 章　牙颌面评估

学习重点
- 理解采集完整病史的重要性
- 理解面部检查之前正确调整患者头位的意义
- 了解对正颌患者进行面部和口内系统性检查的方法
- 理解基本诊断记录在正颌患者治疗中的应用
- 了解常用的软组织分析方法
- 了解三维影像学如立体摄影和 CBCT 等的适应证和目的
- 了解诊断进展性颌面部畸形和个别病例

进行特殊检查的必要性
- 理解头影测量分析的作用和限制
- 理解合适的转诊时机

2.1　简介

对正颌患者应该进行系统性评估以对其牙颌面畸形情况获得整体的了解,全面而有序地记录评估的结果对于临床医生有着重要的指导意义。本章的目的是描述那些在我们看来对于跨学科治疗规划至关重要的评估手段。心理学评估在其中扮演着关键的角色,详见第 1 章。

我们的临床经验是所有患者均由心理医生进行首诊,并由心理医生决定哪些患者可以进行后续的临床检查和治疗。

2.2　整体评估

2.2.1　患者需求

考虑到多数正颌手术的可选择性,医生从最初接诊就要把患者的需求作为治疗的主要因素。尽管多数患者能够清晰描述一到多个主诉需求,然而仍有些患者的需求非常模糊,需要医生进行彻底地调查才能了解。通常,患者的需求集中在以下几个方面:

1. 功能问题
a. 咬合或咀嚼困难
b. 错𬌗畸形引起的不适
- 颊侧或腭侧的软组织损伤(例如:深覆𬌗)
- 牙损伤(例如:牙列拥挤)
c. 颞下颌关节功能障碍
d. 言语障碍
2. 美观问题
a. 面型美观
b. 牙列美观
c. 牙龈暴露

心理医生可以辅助临床医生对患者进行检查,这对于理解患者表达的需求很有帮助。

2.2.2　患者系统病史

正颌手术与任何口腔或手术治疗一样需要在临床检查前向患者采集完整的临床病史。正颌手术相关的病史采集细节不在本书的描述范围之内,但如果患者在初步评估时表述其有严重的系统性疾病,建议在治疗前联系相关科室医生开具医疗证明或进行进一步的检查。

确定患者进行口腔治疗的意愿的强烈程度以及确保患者在治疗期间能够持续获得口腔医生的支持是非常重要的。如果患者有牙科焦虑史,应当设法帮助患者应对正畸治疗过程中可能产生的相关问题。

询问患者的个人生活史时至少要问到包括家族史、抽烟史和酗酒史等问题。任何心理问题相关的病史都应该得到充分的关注,相应的专科调查可以在心理医生初诊时进行。

2.2.3　牙颌面畸形病史

牙颌面畸形病史的采集需要包括以下内容:

1. 先天性畸形(例如:生长发育障碍、髁突发育不全或缺失、半面短小畸形等)
2. 家族性(例如:同样见于其他家庭成员的颌面部畸形,如骨性Ⅲ类错𬌗畸形)
3. 获得性畸形
a. 创伤性(例如:生长发育期终止前后的颞下颌关节损伤)
b. 病理性(例如:垂体腺瘤)
4. 种族性
a. 双颌前突
b. 颧骨上颌骨发育不足

注意鉴别进展性颌面部畸形,通常具有以下特点:

1. 进行性加重的前牙开𬌗(例如:特发性髁突吸收)
2. 进行性下颌骨延迟生长(例如:垂体腺瘤)
3. 进行性下颌不对称
a. 单侧髁突发育过度
b. 单侧髁突吸收
c. 单侧髁突肿瘤(例如:髁突骨软骨瘤)
d. 半侧下颌骨伸长
e. 半侧下颌骨肥大

获取准确的病史信息对判断疾病的进展很有帮助,也可以利用患者从前的生活照作为一种辅助判断。

2.2.4　身高体重

患者的身高和体型应该在评估中被提早记

录,因为正颌手术的目的是使患者的面部比例与身材相匹配。身材高瘦的患者不适合减小面下份的高度而身材矮胖的患者不适合增加面下份的高度。与之相似,患者的体型可能也会对前后向的手术计划产生影响。例如,骨性 Ⅲ 类错𬌗畸形的手术方式采用上颌前徙还是下颌后退可能会受到患者站立身高的影响。而超重可能会成为手术的禁忌证,这类患者建议在治疗前进行减重,根据身体质量指数(BMI)决定手术时机。

2.3　颌面部评估

建议采用以下介绍的系统方法对颌面畸形进行临床评估,相关内容也可参考表 2.1a 和表 2.1b。

表 2.1a　软组织头影测量标志点

标志点	定义	标志点	定义
发际中点(Tr)	发际线前沿的中点	上口裂点(Sts)	上唇唇红的最低点
眉间点(G)	眉间软组织轮廓上的最前点	口裂点(Sto)	上下唇闭合时中线的接触点
软组织鼻根点(N′)	眉间点下方软组织轮廓的最深点	下口裂点(Sti)	下唇唇红的最高点
鼻尖点(Prn)	鼻部轮廓的最前点	下唇中点(Li)	下唇的黏膜皮肤交接点
鼻小柱点(Cm)	鼻小柱的最前点	软组织 B 点(B′)	软组织颏前点上方下唇前部轮廓的最深点
鼻下点(Sn)	上唇和鼻小柱的交界点		
软组织 A 点(A′)	鼻下点下方上唇前部轮廓的最深点	软组织颏前点(Pg′)	B′点下方颏部软组织轮廓的最前点
上唇中点(Ls)	上唇的黏膜皮肤交界点	软组织颏点(Me′)	颏部软组织轮廓的最低点

表 2.1b　软组织测量变量总结

测量变量	类型	描述	功能	平均值
面突角(图 2.2)	角度	眉间点(G)-鼻下点(Sn)连线与鼻下点(Sn)-软组织颏前点(Pg′)连线之间夹角	测量除鼻部外的面部侧貌凹凸程度	正常侧貌范围为 12°±4°
全面突角(图 2.2)	角度	软组织鼻根点(N′)-鼻尖点(Prn)连线与鼻尖点(Prn)-软组织颏前点(Pg′)连线之间夹角	测量包括鼻部在内的面部侧貌的凹凸程度	正常侧貌角度为男性137°,女性133°
鼻唇角(图 2.4)	角度	需要测量以下三个角度: 1. 鼻小柱切线和鼻下点(Sn)-上唇中点(Ls)连线之间夹角 2. 鼻小柱切线和水平面之间夹角 3. 鼻下点(Sn)-上唇中点(Ls)连线与水平面之间夹角	角度 1:测量上唇与鼻小柱之间夹角,由于受鼻小柱倾斜度影响,不同患者间变异度较大 角度 2:表示鼻小柱与水平面(或眶耳平面)之间夹角 角度 3:测量上唇与水平面(或眶耳平面)之间夹角	角度 1 = 90°~110° 角度 2 = 25° 角度 3 = 85°

测量变量	类型	描述	功能	平均值
颏唇角（图 2.5）	角度	下唇中点（Li）-软组织 B 点（B′）连线和软组织 B 点（B′）-软组织颏前点（Pg′）连线之间夹角	测量下唇的突度	120°±10°
E 平面（审美平面）（图 2.6）	长度	与鼻尖及颏部相切的直线	判断颏部、唇部、鼻部与侧貌平衡关系的参考线	下唇中点在 E 线后方 2mm ± 2mm，上唇中点在 E 线后方 4mm
H 线（协调直线）（图 2.6）	长度	与上唇及颏部相切的直线	判断颏部、唇部与侧貌平衡关系的参考线	下唇中点位于 H 线上 ±1～2mm
零子午线（图 2.7）	长度	经软组织鼻根点（N′）与眶耳平面垂直的直线	判断颏部前后向位置关系的垂直参考线	与软组织颏前点水平方向上距离 0mm±2mm
下唇-颏下平面角（图 2.8）	角度	下唇中点（Li）-软组织颏前点（Pg′）连线和颏下平面切线之间夹角	在下颌后缩时增大，在下颌前突时减小	100°±10°
颏下平面-颈部前缘角（图 2.8）	角度	颏下平面切线和颈部前缘之间夹角	在下颌后缩及颏下或颈部脂肪组织存在时增大	男性：126°女性：121°
下颌平面角（FM-PA）（图 2.9）	角度	临床眶耳平面（耳屏到眶下缘）和下颌平面之间夹角	通过食指触诊或直尺进行定位，判断下颌下缘的倾斜程度	25°～30°（两条直线于头颅后部汇聚）
面下前份高/全面前份高（图 2.10）	比例	鼻下点（Sn）-软组织颏点（Me′）距离与眉间点（G）-软组织颏点（Me′）距离的比值	测量临床所见面下前份高度和全面前份高度的比例，选择的测量点平分面上下的高度使测量更容易进行	面下前份高/全面前份高 = 50%
上唇长度（图 2.11）	长度	鼻下点（Sn）到上口裂点（Sts）之间距离	判断上唇长度	男性：24mm±1.5mm女性：21mm±1.9mm
下唇长度（图 2.11）	长度	下口裂点（Sto）到软组织颏点（Me′）之间距离	判断下唇长度	男性：50mm±4.5mm女性：46.5mm±3.4mm

2.3.1　侧面观

　　患者应保持舒适的坐姿，背部挺直，头部处于自然头位（NHP）。自然头位可以通过直视前方的镜子确定。将眶耳平面（FP）与地面平行可以作为一种人为的替代手段，但是眶耳平面对于严重颌面部畸形的患者并不适用，自然头位与眶耳平面相比在调整头位上更加可靠。不合适的头位可能导致对前后向颌骨关系错误的判断（图 2.1）。

　　患者应避免习惯性地将头左偏或右偏。然而，有些患者会不自主地倾斜（比如由于胸锁乳突肌缩短引起的斜颈），这时偏头位可以视

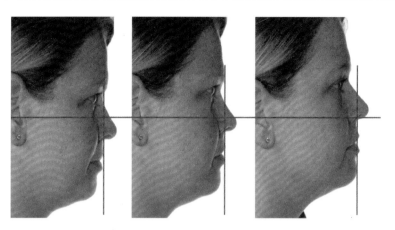

图 2.1　患者头位可以影响对前后向颌骨关系的临床判断

作患者的正常头位,正颌手术也不大可能对此有所改善。

　　口周软组织应保持放松,这对于垂直比例增加的患者尤为重要,这些患者常由于唇无力而习惯性颏肌过度紧张以保持正常的唇位置。

　　侧面观可以进行以下方面的测量:

- 颌骨关系和面部凸度
- 前额
- 眶下缘
- 鼻部
- 鼻周区域
- 上唇

- 下唇和颏部
- 颏唇角
- 下颌平面角

颌骨关系和面部凸度

　　应该分别对患者的左右侧面进行检查,因为面部不对称在左右侧面会有形态学差异。

　　通过观察患者自然头位下的侧貌可以主观地判断上下颌骨相对的前后向位置关系以及侧貌突度。面部突度还可以通过测量分析患者含或不含鼻部的侧位照得到客观的测量结果,如图 2.2a 所示。Ⅱ类颌骨畸形通常表现为凸面

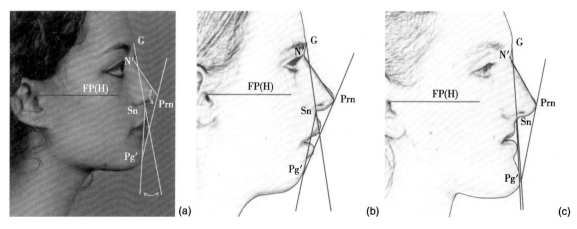

图 2.2　(a)面突角(眉间点 G-鼻下点 Sn 连线与鼻下点 Sn-软组织颏前点 Pg′连线之间较小的夹角)不包括鼻部,而全面突角(软组织鼻根点 N′-鼻尖点 Prn 连线与鼻尖点 Prn-软组织颏前点 Pg′连线之间较小的夹角)包括鼻尖。这些角度在Ⅱ类颌骨畸形的病例中增大(b),而在Ⅲ类颌骨畸形的病例中减小(c)

型(图 2.2b),而Ⅲ类颌骨畸形常表现为凹面型(图 2.2c)。

在某些Ⅲ类畸形的病例中,上唇的松弛下垂可以在很大程度上掩盖其上颌的发育不足,从而显出正常的软组织侧貌的假象,这在颏部向后下移位引起双颌后缩的高角型病例中尤为明显。

在Ⅱ类畸形的病例中,上颌前突并不常见于种族特征之中,但双颌后缩却比较常见,尤其是长面型的患者。在这类病例中,能发现明显的上颌发育不足,比如鼻旁凹陷(图 2.3)。在Ⅲ类畸形的病例中,上颌发育不足很常见,但依然需要注意高角型病例可能表现出的双颌后缩及颏部后缩的症状。

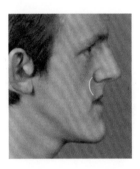

图 2.3 上颌发育不足的患者表现出如图中黄线所示的鼻旁凹陷

前额

前额是面部的重要组成部分而且不会受到正颌手术的影响,因此需要重点关注前额的位置和形状。无论前额突出还是扁平,在测量颌骨关系和手术效果时都应将其考虑在内,以达到面部整体比例的协调。

眶下缘

眶下缘的前后向位置关系可以通过测量其与眼球或眶上缘的位置关系来确定。眶下缘的发育不足可能伴有高位的上颌发育不足,通常

属于面中份发育不足的一部分。

鼻部

鼻背的形状及鼻尖的角度可能受到上颌手术的影响,需要在手术规划时格外注意。例如,一个鼻尖向上的上颌发育不足患者在 Le Fort Ⅰ型骨切开术后可能会加剧鼻尖向上的状况。另一方面,一个长面型鼻尖向下的患者在 Le Fort Ⅰ型骨切开术后会得到鼻部侧面形态的改善。

此外,测量鼻部与前额及颏部的相对突度有助于对颌骨畸形的诊断和手术的规划(图 2.2)。

鼻旁区域

从侧视图可以看到鼻基底侧方覆盖这一区域的皮肤轮廓。如果软组织缺少骨组织的支持会表现为鼻旁凹陷,并预示着低位上颌前后向的发育不足(图 2.3)。大多数鼻旁凹陷与Ⅲ类颌骨畸形相关,少数也可见于双颌后缩的Ⅱ类颌骨畸形。

上唇

测量上唇的形状和角度是有必要的。鼻唇角常被用来判断上唇覆盖的上颌骨和切牙的位置。然而,鼻唇角会因不同的鼻小柱倾斜程度和上唇突度而发生改变,鼻唇角的测量方法也不止一种(图 2.4a)。一个上颌发育不足的患者鼻唇角更容易增大(图 2.4b)。而上唇的异常缩短、上翘或鼻小柱的向下倾斜都会导致在上颌发育不足的患者中,出现鼻唇角测量值为锐角的情况(图 2.4c)。与之相反,一些上颌发育不足的患者唇倾的上前牙为上唇的正常形态提供了支撑。

下唇和颏部

下唇的突度只取决于颏唇沟的深度(图

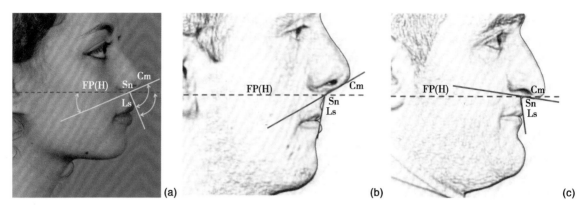

(a)   (b)   (c)

图 2.4   (a) 鼻唇角即鼻小柱点 Cm-鼻下点 Sn 连线和鼻下点 Sn-上唇中点 Ls 连线之间夹角。两条连线和眶耳平面(或水平参考面)之间的夹角可以表示鼻小柱的倾斜程度。(b) 图示Ⅲ类颌骨畸形的患者鼻唇角增大。(c) 图示Ⅲ类颌骨畸形患者的鼻唇角由于鼻小柱的向下倾斜而减小,但上唇与水平面的夹角在正常范围内

2.5a),反之下唇突度又影响下前牙的倾斜程度、颏部(软组织颏点)的前后向位置和面下前份的高度。通常来说,面下前份高度的降低和颏部的突出会引起颏唇沟的加深(图 2.5b),而较平的下唇常伴有颏部的后缩和垂直高度的增加(图 2.5c)。

唇部、颏部和鼻部之间的面部协调关系可以通过如"审美平面"或"E 平面"和"Holdaway 协调直线"或"H 线"等指示线进行测量(图 2.6)。通过测量比较颏部与前额及面上份之间的关系可以得到其前后向的位置关系。零子午线(图 2.7a)对下颌后缩(图 2.7b)和前

突(图 2.7c)的鉴定有临床意义,但需要特别注意患者的头位,因为抬头或低头都会导致垂直参考线在颏部交点出现大幅度变化(图 2.1)。

下唇-颏下平面角

下唇与颏下平面(喉部)之间的夹角在面部审美中有重要作用,其在均面型中应接近于正常值(图 2.8a)。下唇-颏下平面角由下唇和颏下平面倾斜程度决定,其中颏下平面倾斜程度又受到下颌前突程度、颏部位置、面部垂直向高度和颏下脂肪组织等因素影响(图 2.8b,c)。

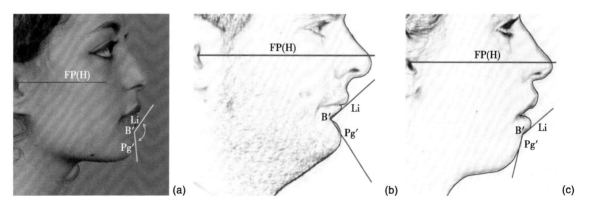

(a)   (b)   (c)

图 2.5   (a) 颏唇角(下唇中点 Li-软组织 B 点 B′连线和软组织 B 点 B′-软组织颏前点 Pg′之间夹角)测量下唇的突度,颏唇角如图 b 所示在短面型的患者中减小,如图 c 所示在长面型的患者中增加

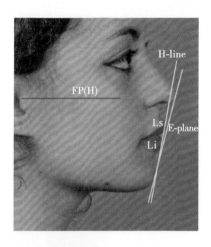

图 2.6　Ricketts 提出的"E 平面"与颏部和鼻尖相切，Holdaway 提出的"H"线与颏部和上唇相切

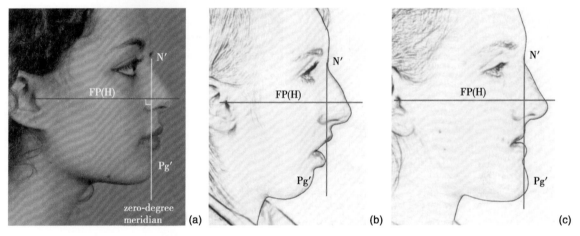

图 2.7　（a）Ricketts 提出的零子午线经软组织鼻根点（N'）与眶耳平面（或水平参考面）垂直，用于判断软组织颏前点（Pg'）的前后向位置关系；（b）在下颌后缩的 II 类颌骨关系中软组织颏前点在零子午线之后；（c）在下颌前突的 III 类颌骨关系中软组织颏前点在零子午线之前

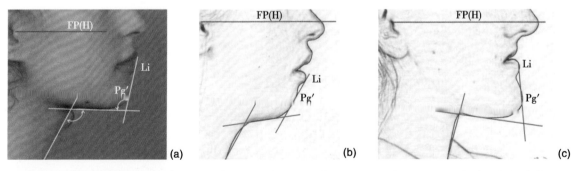

图 2.8　（a）下唇-颏下平面角即下唇中点（Li）-软组织颏前点（Pg'）连线和颏下平面切线之间的夹角；（b）伴有垂直向高度增加和颏部后缩的 II 类颌骨畸形患者下唇-颏下平面角增大；（c）III 类颌骨畸形患者下唇-颏下平面角减小

颏下组织过多,尤其是伴有喉部长度过短会影响面部的美观,需要注意下颌和颈部的手术也可能会对这一区域造成影响。

下颌平面角

下颌平面角可以通过将示指或直尺置于下

颌下缘和眶耳平面进行测量。当下颌平面角适中时,下颌平面和眶耳平面的交点应刚好位于头颅的后部,图 2.9 显示了汇聚点位置在高角型和低角型病例中的不同。当面部存在不对称时,左右双侧的下颌平面角也会有差异,必须分别进行测量。

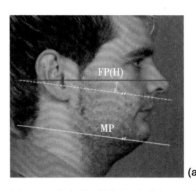 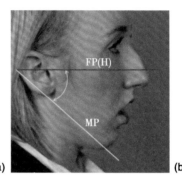

图 2.9　临床的下颌平面角在短面型的患者中减小(a),而在长面型的患者中增大(b)

需要再次强调眶耳平面在自然头位时可能与水平参考线之间有偏差,在不能确定的情况下还是建议先调整患者处于正确的头位,再用真实的水平参考线作为参考平面。

2.3.2　正面观

面部正面观可以进行以下项目的测量:
- 垂直向比例
- 垂直向不对称
- 水平向比例
- 水平向不对称
- 耳的形状与位置
- 巩膜暴露和眼睑形状
- 上切牙暴露
- 唇部形态和对称性

垂直向比例

面部正面观可以垂直向分为面上份、面中份和面下份三部分。鼻下点(Sn)到软组织颏

点(Me′)之间的距离代表了面下前份高度,眉间点(G)到软组织颏点(Me′)之间的距离代表了全面前份高度。面下前份高度与全面前份高度之间的比值可以用来描述面上前份和面下前份之间的垂直向比例,均面型患者的面上与面下前份的高度接近相等,短面型患者的比值减小,而长面型患者的比值增大(图 2.10)。

面下前份高度又可以进一步分成上唇长度和下唇长度,将鼻下点(Sn)到上口裂点(Sts)之间的距离定义为上唇长度,将上口裂点(Sts)到软组织颏点(Me′)之间的距离定义为下唇长度,上唇长度约为下唇长度的 50%(图 2.11)。当唇部无法闭合时,可以分别测量上唇和下唇的长度及其占面下前份高度的比例。

垂直向不对称

面上份不对称。垂直向不对称的评估以瞳孔连线作为参考线。偶尔有眼眶不在同一水平面的情况(眼眶异位),这种情况下,需要确定

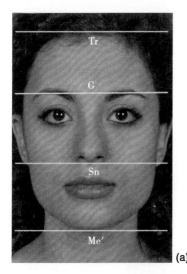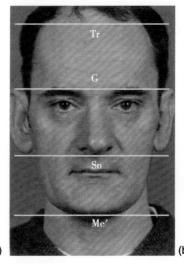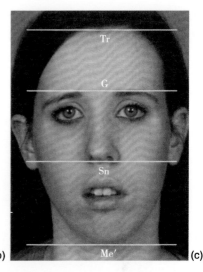

图 2.10　（a）正常的面部比例可以被三等分［发际中点（Tr）-眉间点（G）距离，眉间点（G）-鼻下点（Sn）距离，鼻下点（Sn）-软组织颏点（Me′）距离］；（b）短面型患者面下份比例减小；（c）长面型患者面下份比例增加

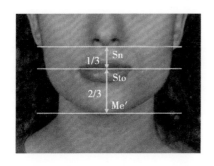

图 2.11　面下前份高度分成上唇长度和下唇长度及其正常比例

水平面以对面下份的结构进行评估。颧骨的垂直向不对称通常和外伤后缺乏良好复位密切相关。

上颌咬合平面倾斜。判断上颌咬合平面倾斜的一般方法是将压舌板与双侧上颌前磨牙接触并与瞳孔间连线进行对比（图 2.12）。注意不要被过度萌出的牙齿或长度不同的尖牙牙尖误导，这样会使压舌板倾斜，从而测量的咬合平面不能反映颌骨的真实倾斜情况。

垂直向下颌不对称。垂直向下颌不对称常见于单侧髁突发育过度、发育不足或缺失进而影响下颌升支的高度。半侧下颌肥大会引起患

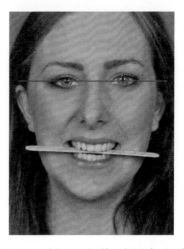

图 2.12　压舌板用于评估上颌咬合平面倾斜

侧下颌体的延长和下颌下缘的下移，如果以上情况同时伴有下颌咬合平面的倾斜，可以采用与测量上颌咬合平面倾斜相同的方法用压舌板进行评估。

水平向比例

面部水平向可以分为五部分进行评估（图 2.13）。Le Fort Ⅰ型骨切开术可以外扩鼻基底，水平向的评估对于计划进行此类手术的患

者来说尤为重要,狭窄的鼻基底可以通过手术得到改善,而宽大的鼻基底术后可能出现鼻基底过度扩宽。控制鼻基底宽度的具体手术操作详见第 7 章。

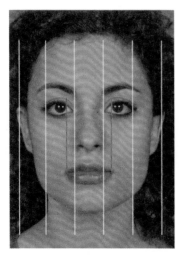

图 2.13　正常面部比例可以被水平向五等分(长线)。中间的部分应该与鼻基底宽度及内眦之间宽度相等。进一步的分类(短线)显示口部的宽度应当与虹膜之间宽度相等

水平向不对称

在评估面部水平向不对称之前,应确保患者头部没有向一侧偏斜。可以在征得患者同意的情况下暴露患者的颈部和锁骨,对患者颈部和头部的位置进行充分检查。

假想面中线。每个人都有轻微的面部不对称,但只有严重的不对称畸形才需要评估。在评估水平向不对称之前需要先假想出面中线。如果不对称畸形只影响下颌,那么可以将经过前额中部、瞳孔连线中点、鼻背中央及上唇人中的连线作为面中线。而多数复杂的不对称畸形都会影响到面部更高的位置,例如眼眶异位的面中线就不能直接选用上述方法,而需要假想一条参考线作为面中线并对其进行判断分析。鼻背和鼻尖也可以表现出不对称,应对鼻部的不对称进行鉴别以确保其对面中线的选取及面

下份结构的对称性评估没有影响,否则面下份的不对称畸形程度就会被错误地诊断为更加严重或更加轻微。

面上份不对称。在面上份,主要是对颧眶复合体的横向投影进行对称性的检查。

牙列中线。首先应确定上牙列中线与面中线的位置关系(图 2.14)。当其他的不对称畸形存在时,上牙列中线的位置可能会比较难以确定,在假想的面中线上放置直尺是一个有效的确定办法。在鼻部有偏斜存在时,人中的中央是上牙列中线位置的重要参考。然后确定下牙列中线与上牙列中线、颏部中点及面中线的位置关系。当下牙列中线相对面中线有偏移,但与颏部中点对齐时,需要判断偏移来源是下颌的不对称畸形还是咬合干扰引起的闭口期偏移,尤其是在单侧颊侧反𬌗存在的情况下(另见第 2.4 节)。

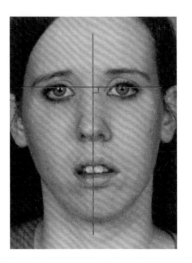

图 2.14　当双侧眼眶位于同一水平时,面中线垂直经过瞳孔连线。此患者的鼻尖右偏,上牙列中线和颏点左偏

水平向下颌不对称。在评估水平向下颌不对称时,需要仔细检查颏点与面中线的位置关系。如上所述,任何鼻部和唇部的不对称畸形都应考虑在内。可以在软组织颏点的中央位置

处点一个点,然后把直尺沿面中线放置以定量观察偏移的程度(图 2.14)。

耳的形状与位置。在检查中应充分注意任何耳部形状或位置的异常,单侧耳部形状的畸形可能是半面短小畸形或其他颅颌面综合征的一种临床表现。

巩膜暴露和眼睑形状。正常的下眼睑应位于虹膜的下缘,二者之间看不到巩膜。巩膜暴露是眶周发育不足的表现,通常还有上颌发育不足及Ⅲ类颌骨畸形(图 2.15)。下眼睑的侧外方向的睑裂或缺损可能是多种颅颌面畸形的临床表现,在进行牙颌面畸形的相关检查时需要引起注意。

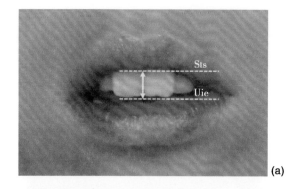

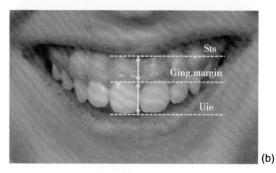

图 2.16 (a)唇部放松状态下上中切牙垂直向暴露过多,平均暴露量大约 2~3mm 或临床切牙牙冠的 1/3;(b)一个伴有上颌垂直向发育过度和唇部过短的患者微笑露龈

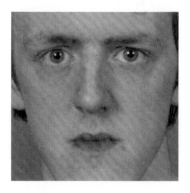

图 2.15 虹膜下方的巩膜暴露是高位上颌及眶周前后向发育不全的表征

上切牙暴露。正颌手术设计常涉及上切牙的位置摆放问题,因此需要评估正颌手术患者在放松状态和微笑时上唇和上切牙的位置关系。上颌高度、上唇长度和上切牙牙冠的长度变化都会直接影响测量评估的结果。确保患者的头位摆正,唇部处于放松状态下观察患者的唇线(图 2.16a)。同样要确保患者在微笑时唇部上提高度最大以观察上切牙情况(图 2.16b),患者在被要求时做出的微笑有时可能不太可信,尤其是在诊室嘈杂的环境下,观察患者不经意间的微笑表现可能会得到更为真实的结果。

唇部形态和对称性。需要检查唇红的形态以及唇部上缘的对称性,并通过垂直和水平参考线检查上下唇之间的连线(唇间线)的对称性。上唇的人中可能向一侧偏斜,通常伴有唇间线或鼻部的不对称。下唇也可能向一侧偏斜,原因通常是下颌的不对称。不对称的检查还应考虑到面部的动态不对称。

2.3.3 俯视观
俯视面部(图 2.17)可以观察以下面部结构:
- 眶缘
- 前后向不对称
- 鼻部偏斜
- 上牙列中线
- 下颌水平向不对称

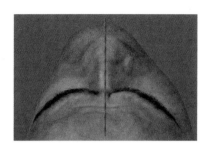

图 2.17   下颌不对称患者的俯视观,显示颏点向左偏斜,鼻尖轻微向右偏斜

眶缘

俯视观可以辅助评估眶上缘及眶下缘的前后向位置关系。眶下缘的发育不足常伴有颧眶复合体的发育不足,俯视观时还可以观察到面中份发育不足的表现。

前后向不对称

俯视观可以评估任何前额、眶上缘、眶下缘、颧眶复合体和鼻旁区域的前后向不对称。在不对称畸形不局限于下颌和面下份而是影响整个面部时更需要引起格外的注意。这类患者通常有轻度的颅颌面综合征,比如半面短小畸形,需要进行细致的三维手术设计。斜头畸形的患者也会表现出颅颌面骨在前后向的不对称。

鼻部偏斜

俯视观可以观察鼻背和鼻尖在水平向的偏斜。与正面观相同,需要假想面中参考线并考虑到颏部的偏斜。如果鼻部和颏部都有不对称畸形,那么有必要判断哪种畸形在其中占有主要的地位。

上牙列中线

俯视观有利于确定上牙列中线与面中线之间的相对位置关系,观察鼻部、人中和下颌的偏斜。

下颌水平向不对称

俯视观对评估颏点相对于面中线的位置非常重要。和正面观时一样,可以标记颏部的中点然后用直尺沿面中线放置以方便观察。

2.3.4   仰视观

仰视面部(图 2.18)可以观察:
- 下颌的不对称
- 鼻基底的不对称

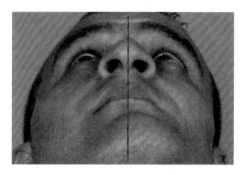

图 2.18   下颌不对称患者的仰视观,可以清晰地观察到颏部的侧向移位也可能观察到下颌角的垂直向不对称

下颌的不对称

下颌下缘或下颌角垂直向和水平向的不对称畸形只有在仰视观时可以得到清晰的展示。

鼻基底的不对称

可以清楚地观察到任何鼻孔的不对称或鼻小柱的偏斜。

2.4   口内评估

在评估患者牙弓和咬合情况之前,首先要对口腔的软硬组织进行常规的临床检查,可以借助各种必要的影像学资料以进行辅助。活跃的龋病需要要求牙医进行充填治疗,牙周病在确定治疗计划前需要得到控制,必要时进行专科治疗。任何区域的牙龈退缩都应被仔细记录,因为正畸治疗会导致退缩状况的加重。在这方面,临床照片可以作为一种必要的治疗前记录以标明任何由于医源性固定矫治器影响可能发生改变的牙齿标志点。多数情况下医生可以认为这些问题在患者来多学科的诊疗机构寻求治疗之前已经得到解决，但在治疗的各个阶段还是需要保持警惕确保没有未诊断的相关疾病存在。患者自身对于保持口腔卫生和菌斑控制的重要性从一开始就要向患者着重强调。

和颌面部评估一样，口内检查也应当系统地进行。

2.4.1　牙弓情况

牙弓具有以下值得关注的关键特征：
- 牙列情况
- 牙弓形态
- 切牙倾斜程度
- 牙列拥挤和间隙
- Spee 曲线
- 咬合平面倾斜

牙列情况

准确记录支持牙和任何可能预后不良的牙的情况。如果由于正畸或分块手术需要拔牙，最好拔除可能引发长期问题的牙齿。比如，可以拔除状况较差的下颌第一磨牙用于Ⅱ类颌骨畸形下颌前移或Ⅲ类颌骨畸形的上颌后退的下切牙去代偿。同样，无论是对于牙齿发育不全还是牙齿早失造成牙列不全的患者来说，缺牙的间隙既可能是一个棘手问题，也可能是一个有利条件，这取决于临床医生不同的正畸计划和手术目的。

牙弓形态

需要引起注意的是牙弓的宽度和形状都决定了牙弓可以达到的协调程度。如果上牙弓狭窄，要评估这是由先天上颌狭窄还是单纯磨牙直立造成的。通过观察牙弓后段的唇倾程度判断牙齿的倾斜程度，触诊牙根周围的牙槽骨判断上颌根尖基骨的宽度。

如果采用手术扩弓解决上颌狭窄，需要注意腭部的轮廓，高拱的腭部在腭中部劈开后更有利于黏骨膜的覆盖。

如果下颌牙弓过宽或过窄，对骨和牙的作用进行类似的评估可以为正畸调整牙弓宽度以实现牙弓协调提供治疗指征。

切牙倾斜程度

上下切牙的倾斜程度由骨性和软组织因素共同决定，在正颌患者中常由于牙-牙槽骨的代偿而偏离平均值。在舌和下唇的作用下，下切牙在Ⅱ类颌骨畸形中常唇倾而在Ⅲ类颌骨畸形中常舌倾。下切牙的测量应以临床的下颌平面作为参考，可以将示指或直尺置于下颌下缘来表示临床的下颌平面。

由于下唇的作用，上颌切牙在Ⅱ类颌骨畸形中可能表现为唇倾，但当骨性发育不足较明显、下唇后缩时，上唇切牙的位置接近于正常。在Ⅱ类2分类中上颌切牙可能由于下唇线升高而表现为严重的舌倾。在Ⅲ类颌骨畸形的病例中上颌切牙通常在舌的作用下唇倾，但颌骨畸形严重，放松时舌的位置在上颌咬合平面之下的情况例外。常以临床的眶耳平面作为参考平面（耳屏到眶下缘最低点）测量上切牙的倾斜度。

正常高加索人种的下切牙倾斜度大约为90°，上切牙倾斜度大约为110°，头影测量分析可以证实临床检查的结果（见第2.6节）。

牙列拥挤和间隙

口内检查估计牙列拥挤的程度和存在的空隙比较容易，但更客观地评估或"间隙测量"需要在研究模型上进行（见第2.5节）。任何扭转或未排齐的牙齿都应当被记录。

Spee 曲线

正颌患者咬合平面上的 Spee 曲线通常可以反映出其下颌骨发育缺陷。伴有深覆𬌗和垂直高度降低的Ⅱ类颌骨畸形患者下牙弓曲线曲度更明显(图 2.19a),而伴有前牙开𬌗和垂直高度增加的患者则表现为上牙弓曲线曲度明显(图 2.19b)。

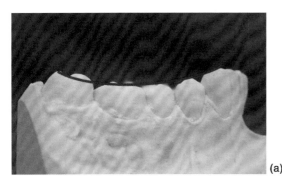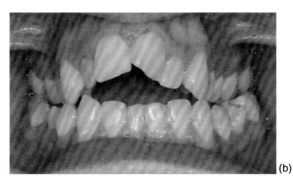

图 2.19　下牙弓(a)和上牙弓(b)Spee 曲线曲度增大,分别和深覆𬌗及前牙开𬌗相关。开𬌗还伴有上颌牙弓狭窄,导致双侧后牙反𬌗

Spee 曲线偶尔也会反向。在下牙弓,反向Spee 曲线一般是由于过度的吮指习惯和舌内推作用造成下切牙萌出受阻(另见第 2.4.3节)。在上牙弓,通常是Ⅱ类 2 分类的患者舌倾的上切牙萌出过度导致增大了切牙间角度造成的。

上下牙弓的 Spee 曲线曲度越大,正畸整平牙列的难度就越大,因此确定曲线的深度十分重要。临床检查虽然容易,但是精确测量还需要研究模型分析。Spee 曲线和正颌手术之间相关性的阐释见第 3 章和第 4 章。

咬合平面倾斜

见第 2.3.2 节。

2.4.2　咬合情况

需要注意的主要咬合特征包括:
- 切牙关系
- 反𬌗
- 牙列中线

切牙关系

根据正畸教材上的标准咬合可以对切牙关系进行分类。对患者切牙关系有影响的切牙特征包括:切牙倾斜程度(见第 2.4.1 节),覆盖和覆𬌗。

覆盖。正常覆盖关系为 2~4mm,在Ⅱ类 1分类的患者中覆盖增大而在Ⅲ类患者中覆盖减小或呈现反覆盖。Ⅱ类 2 分类患者的覆盖通常很小但偶尔会因为严重的Ⅱ类颌骨关系导致覆盖增大。在记录Ⅱ类正颌患者的覆盖关系时需要格外注意,尤其是那些下颌后缩的患者。因为他们可能有下颌升支缩短伴骨性前牙开𬌗,这使他们被迫保持下颌前移的姿势以获得功能性的咬合。因此需将下颌骨摆至后退接触位(RCP)。可以让患者脖子向后伸,牵拉舌骨上肌并卷舌向后达到后退接触位,同时在患者咬合之前,在颏部施加轻微的压力。后退接触位常可显示出比预期更大的覆盖和前牙开𬌗,如果上述情况未被发现将导致治疗计划制订错误。

测量伴有上颌垂直向发育不足和下颌过度上抬的Ⅲ类患者反覆盖程度时也会出现问题。因为在下颌放松状态下测得的数值比下颌让后牙接触时而向上向前旋转的数值小很多。下颌放松状态下测得的覆盖值可能对手术更有帮助。图 6.4 展示了一个用两种术前侧位片说明的实例。

覆殆。测量上中切牙垂直向覆盖下切牙的距离可以得到覆殆，覆殆既可以用百分比表示也可以用数值表示。正常的覆殆关系大约覆盖下切牙的 1/3 或 2~3mm。Ⅱ类正颌患者覆殆的增加通常意味着下切牙切缘咬到了上切牙末端腭部的黏膜，这一区域应仔细检查是否有创伤存在。临床可能表现为黏膜沟槽或牙龈退缩。类似地，在Ⅱ类 2 分类病例中舌倾的上中切牙可能导致下切牙唇侧龈缘的损伤（图 2.20）。有些极端的病例中两种问题都存在，创伤性的覆殆必须得到治疗，尤其当患者抱怨症状长期存在的情况下。

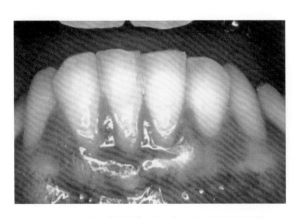

图 2.20　由于深覆殆引起的下切牙唇侧龈缘的损伤

前牙开殆。当前牙开殆存在时，需要记录上下切牙与咬合平面垂直方向上分离的距离和上下切牙分别到咬合平面的距离（见图 2.19b）。正如上文所述，上牙弓或下牙弓 Spee 曲线的存在通常导致覆殆的增加或前牙开殆。对于前牙开殆，判断是牙性还是骨性来源至关重要。前牙区的开殆伴上颌 Spee 曲线的曲度增加，而后牙区咬合正常表示开殆为牙性来源。另一方面，较平的牙弓而且咬合接触局限于后方的磨牙多指向骨性来源。伴随着咬合特征的相关骨骼特征已在"颌面部评估"章节中讨论。

反殆

个别牙的反殆多为局部牙列不齐或拥挤造成的，一般很容易解决。无论位于前牙还是后牙，涉及大面积区域的反殆来源可能是下颌骨前后向或水平向位置异常或在正颌患者中更常见的牙弓宽度不匹配。对于某些病例，两种问题来源都或多或少地存在。而对于所有患者，不仅要记录其反殆的情况，更要清楚其反殆的病因和是否导致了下颌在咬合时的移位。

前牙反殆。前牙反殆通常反映了Ⅲ类颌骨关系。当反覆盖量很小而覆殆关系正常时需要检查患者在下颌处于后退接触位时能否达到切牙切对切的咬合接触（方法同上文）。如果下颌在切牙一开始接触时有向前移位，最好在下颌处于后退接触位或放松状态下进行临床测量和诊断，而不是在后牙有咬合接触的情况下进行，以免对Ⅲ类颌骨畸形产生错误的印象。

后牙反殆。后牙反殆可以是单侧或双侧反殆。颌骨前后向严重发育不足的正颌患者的后牙反殆可能源于上下牙弓咬合位置的不匹配，即使没有明确的牙弓水平向发育不足。前后向发育不足越严重，越可能出现后牙反殆。最好在研究模型上检查患者真实的牙弓匹配程度（见 2.5 节），对于Ⅲ类颌骨畸形的患者尤其如此。

- 单侧反殆。单侧反殆常由相对较轻的牙弓水平向宽度不足引起。如果在牙尖交错位（ICP）时还有下颌不对称，需要确定是真正的骨性不对称还是在下颌由后退接触位到牙尖交错位时由于咬合干扰而产生的移位（图 2.21）。
- 双侧反殆。双侧反殆常由严重的牙弓水平向宽度不足引起，因为患者咬合可以直接咬在牙尖交错位而不需要下颌向一侧偏移，所以很少伴有下颌的移位（图 2.19b）。

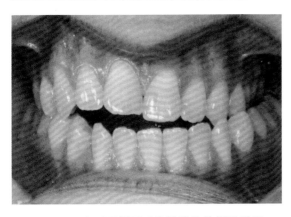

图 2.21　由于下颌不对称导致的单侧后牙开 𬌗,注意下牙列中线向左侧偏移

牙列中线

　　牙列中线相对面中线及下颌中线位置的测 量方法在前文中已有描述。在口内,任何引起

中线在牙弓内偏移的牙源性因素都应当被记 录。可能是从前的一颗单侧恒牙的缺失或不对 称的牙列拥挤。如果单侧反𬌗还伴有相关的下 颌闭口期移位,那移位的程度和移位对下牙列 中线的影响都需要得到记录。

2.4.3　软组织情况
舌情况评估

　　评估舌的形状、大小和运动情况以鉴别各 种畸形。当前牙开𬌗具有软组织来源的临床 表现时,应观察放松时舌的位置和舌的运动, 尽管很难鉴别是舌的推动作用导致了开𬌗还 是舌的位置适应了已有的开𬌗(图 2.22)。当 舌的位置、大小(如巨舌症)或运动异常时,需 要仔细地评估其在治疗后复发中可能产生的 影响。

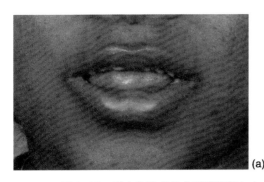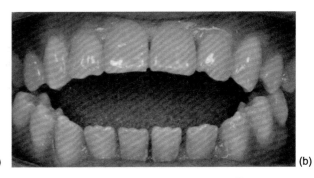

图 2.22　舌内推患者的典型舌姿势(a)。由上下牙列 Spee 曲线方向不同引起的前牙开𬌗(b)

2.5　诊断记录

2.5.1　基础记录收集流程
　　正颌患者的治疗需要大量的诊断记录,因 此决定在什么时候收集哪些基础记录的详细流 程显得尤为关键。有时针对个别患者有进行补 充记录和检查的需要,而表 2.2 显示的是对每 个患者而言都至少要收集的基础记录数据。

2.5.2　诊断记录的作用
　　正颌患者的管理周期通常会延续很长一段

时间,从儿童时期转诊开始接手到多年后出院 术后随访结束。在患者治疗的不同时间点进行 不同诊断记录收集的特殊目的如下所述。

研究模型

　　用于正畸治疗所制作的研究模型是记录患 者在治疗的各个关键时期牙齿和咬合关系的重 要手段。研究模型可以是实体石膏模型也可以 是数字化模型。正颌患者的咬合有时很难精准 得到,因此需要仔细地记录咬合情况。传统的 成型蜡比较精准,但当牙之间接触有限、咬合不

表 2.2　基础正颌记录收集的流程

记录类型	正畸前计划	术前计划	术后一周	拆除正畸装置后	术后6月	术后1年	术后2年	术后3年	术后4年	术后5年
研究模型	是	是	—	是	—	—	—	—	—	—
临床照片	是	是	—	是	—	是	是	是	是	是
牙科曲面体层片	是	—	是	—	—	—	—	—	—	—
侧位片	是	—	—	—	—	—	是	是	是	是
CBCT	—	是	—	—	是	—	—	—	—	—
三维影像技术	是	是	—	—	是	—	—	—	—	—
三维运动	是	是	—	—	是	—	—	—	—	—

容易取到时可以选用更精细的硅橡胶材料取模。和临床检查一样，在取模时要确定患者的下颌在正确的位置上。多数病例可以采用牙尖交错位，但当下颌闭合移位伴有反𬌗时，后退接触位可能对记录咬合更有帮助。研究模型具有以下应用：

监测咬合变化。很多患者在青少年时期就到正颌科室就诊，生长发育还尚未完成，或者有的患者有下颌进行性的不对称畸形。研究模型应当正确地剪去底座，如果需要可以转移到𬌗架上以方便检测咬合的长期变化。在前牙开𬌗的病例中，需要获得精确的咬合记录，保证日后模型正确地转移到𬌗架上以进行比较。

检查牙弓协调程度。手持研究模型比对可以在患者初诊及术前正畸治疗过程中找到牙弓最合适的匹配方式。也可以在进行确切实验性的术前计划之前对牙弓需要扩宽的程度及解决畸形需要的大致手术移动量进行客观测量。如果有需要，初始的模型可以用来模拟分块手术的效果。基于这点考虑最初检查的时候建议取两套模型以供使用。

间隙分析和正畸计划。可以通过研究模型测定牙列拥挤或间隙的量以辅助正畸治疗，尤其是在涉及拔牙决策的时候。用蜡将石膏牙再定位在模型上模拟正畸治疗结果的诊断性放置是一种实用的辅助正畸计划的手段，但必须注意确保任何模拟的牙齿移动都真实可靠而且在牙槽骨的范围内（图 2.23）。

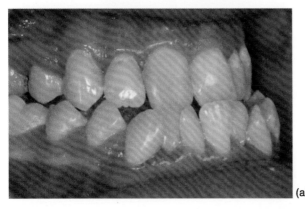
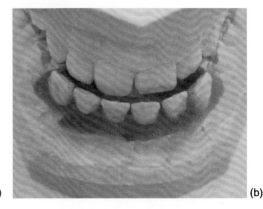

图 2.23　（a）下牙列严重拥挤的Ⅲ类患者；（b）通过诊断性排牙实验模拟去代偿。为避免下前牙过度唇倾，应该考虑拔除前磨牙

临床照片

所有有正颌需求的患者都应保留一系列临床照片，充分记录现有的牙颌面问题。理想的面相应在唇放松时的自然头位下获取，当患者有故意紧闭唇倾向时，应使其放松。此外，如前所述，软组织分析通常应采用右侧侧位面相。

应收集的临床照片如下：

面相

- 正面相（包括唇放松位正面相及微笑位正面相）
- 侧位面相（包括右侧及左侧侧貌面相）
- 3/4 侧位面相（包括右侧及左侧 3/4 侧貌面相）
- 俯视位相
- 仰视位相
  口内相
- 上下颌咬合面
- 咬合位牙列（正面及左右侧面）

- 覆盖（或反覆盖）

临床照片不仅能够记录患者基本信息和辅助进行相应分析，对面部生长改变的长期追踪同样具有重要价值，但由于是二维资料，存在一定局限性。

立体摄影测量术/三维影像技术（stereophotogrammetry）

传统照相术并没有记录下患者面部的三维形貌，且会受到放大率和照相角度的影响而造成误差。立体摄影测量术采用了特殊的装置器械，获得的影像能够真实地反映患者的三维形貌。这是精确记录患者真实面貌的唯一方法，也是追踪软组织生长改变不可或缺的方法之一（特别是对于不对称的患者而言，如图 2.24 所示）。有文献报道正颌手术将影响面部动态，而 4D 图像（动态三维图像）是记录及量化术前

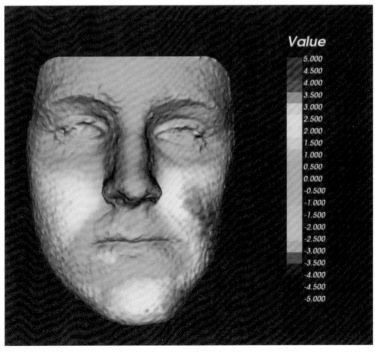

图 2.24   （同一患者不同时期）三维影像在前额区重叠，可以观察到下颌左侧出现显著不对称生长（红色区域＝5.0mm 差异）

术后面部动态改变的潜在有力手段。

牙科曲面体层片 Dental Panoramic Tomogram (DPT)

全景片/曲面体层片能够提供牙及颌骨的基本影像学信息，是每位正颌患者的初诊筛查必备分析之一。以下是 DPT 能够提供的诊断信息：

牙体及相关病理情况。在确定治疗方案前，应对患者的牙体及牙周组织的整体情况进行较精确的评估。由于大多数正颌患者为成年人，口内可能存在义齿、牙周病等需要提前关注的情况。此外，牙根形状及其他任何牙体异常也应引起重视。现代数字化放射技术削减了口内影像的必要性，但在某些情况下，仍然需要拍摄口内影像。

下颌骨形态。全部下颌骨（包括髁突及升支）都应包含在影像内。DPT 能够对下颌进行以下方面的整体评估：

- **髁突（髁突头及髁颈部）** 假使髁突特别小或是形态变平，可能提示发育不足或是存在特发吸收性疾病。髁突增生可表现为增大的髁突或增长的髁突颈，可能需要进一步检查才能确诊。髁突颈的倾斜角度也一定程度反映了下颌形态，后倾的髁突颈常在下颌后旋生长的情况下出现，反之亦然。
- **升支** 升支高度与患者的面部形态密切相关。短而窄小的升支常在向后的下颌生长型及长面型患者出现，而短面型患者往往具有长而宽阔的升支。
- **下颌角前区** 下颌有后下旋转倾向的患者不仅升支较短，且常有明显的角前切迹，而具有前旋倾向的患者则角前下颌边缘常较低圆。
- **下颌体** 通过 DPT 能够评估下颌体的形状，深度，根尖到下颌下缘的距离。通过比较分析双侧下颌体可以发现明显的下颌体不对称。
- **下牙槽神经管** 准确记录下牙槽神经管的走行及与周围结构的关系十分重要，然而 DPT 本质是二维影像，无法提供下颌手术相关的横向位置信息。

其他。面中及面上部结构的评估从以下方面进行：
- 上颌窦的形状及垂直向范围。
- 上颌后牙牙根与上颌窦的关系。
- 上颌骨牙槽突深度。

根尖片

根尖片常用于根尖分块手术前检查牙根间间隙。然而，二维影像并不能精确地展现牙根周围真实立体的情况。

锥形束计算机断层扫描（CBCT）

CBCT 可以同时提供颌面部软组织及颅骨硬组织的三维影像。与其他射线摄影检测技术一样，CBCT 的辐射剂量须通过其辐射范围来确定。它在正颌治疗中的应用如下：

复杂牙颌面畸形的诊断分析。正颌患者大多数能够被传统影像学检查精确评估和诊断。甚至连伴有面部不对称的患者，其初步的正畸正颌联合治疗方案往往也能在二维资料基础上制订。偶尔存在某些较少见的十分复杂的面部不对称，在初诊时就应进行 CBCT 检查，从而在治疗方案拟定前，能先取得较完善的诊断。图 2.25 展示了这样的病例应用。

正颌方案的三维模拟。正颌手术涉及颌骨在空间三维方向的移动，因此明确初始颌骨位置以及到达目标位的移动路径十分重要。通过专门软件分析面部不对称患者的 CBCT 数据使制订 3D 治疗计划成为可能，尽管此技术目前还在初步发展阶段（详见第 6 章）。

解剖学信息的获取。有关解剖结构的相对

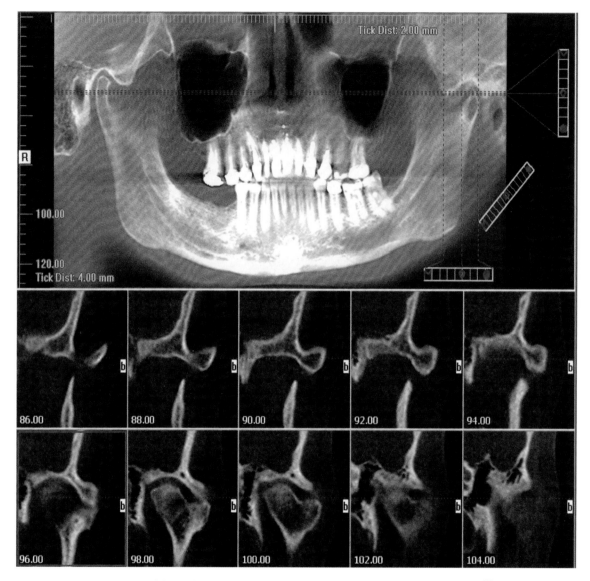

图 2.25 下颌不对称:CBCT 辅助评估左侧颞下颌关节形态(截图自 iCATvision™)

空间位置的精确信息只能通过 CBCT 获取。以下是与手术相关的重要解剖结构:

- 下牙槽神经。了解下牙槽神经的位置及走行,有利于减少下牙槽神经在下颌升支及体部手术过程中受损的风险(图 2.26)。
- 骨切开线周围牙根。了解骨切开线周围牙根的空间位置,有利于减少牙根受损的风险。

- 眶下神经。了解眶下神经的位置,有利于减少高位 Le Fort I 骨切开术中神经受损的风险。
- 上颌窦。了解上颌窦形态,评估相关的放射性高密度伪影。
- 下颌升支。了解下颌升支的方向及结构,有利于评估骨松质的厚度及矢状劈开的成功率,此外,了解升支的角度也有利于评估垂

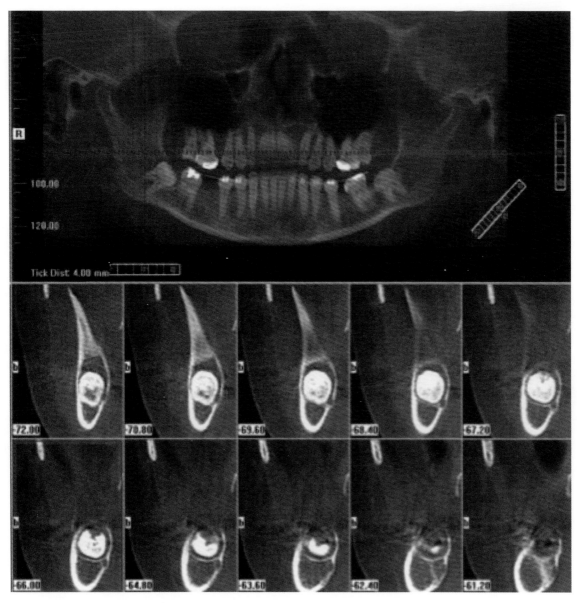

图 2.26　CBCT 显示一位需做双侧矢状劈开骨切开术患者，其下牙槽神经管和未萌右下 8(LR8)位置接近（截图自 iCATvision™）

直骨切开术的适应证。

三维模型的构建。患者的 CBCT 数据能够通过立体印刷技术或新近出现的三维打印技术转换为头骨、颌骨和牙列模型。患者头骨、颌骨及牙列的立体印刷模型或三维打印模型能够由CBCT 数据转换构建。当需制订一个合理可行的精确的治疗计划时，如面部不对称的纠正，这一转换技术尤为有用。应注意到的是，牙列的CBCT 数据会受到放大率和金属修复体、正畸托槽等伪影的影响而不能准确再现，在制订方案之前，最好更换为用其他方式获取的精确牙列信息以确保准确性（详见第 5 章、第 6 章）。

术后效果的评估。既然正颌手术是在三维空间上进行的,其术后效果的评价最好也在三维空间上进行。这需要手术后拍摄 CBCT 与手术前进行比较才可能实现。术后拍摄 CBCT 的精确时间尚无定论,在术后 6 个月拍摄术后 CBCT,此时软组织肿胀基本消除,但是在部分病例中手术骨段的位置可能会出现一定程度的早期复发。综合考量后,我们认为这是在患者接受的电离辐射最小化的情况下,能够同时记录术后硬组织和软组织形态的最佳时间。

此外,通过分析术后 CBCT,矢状劈开骨切开术病例中髁突段的三维位置和方向可被记录估算,同时,髁突的轴向旋转也可被恰当地评估和处理。

固位钛板和固位钛钉的所在位置及其与邻近解剖结构的距离也可以在术后影像中体现出来。

侧位片

详见第 2.6 节。

正位片

前后向头颅正位片同样是反映颅部结构的 X 线片,标准化处理后可用线、角进行分析。正位片在评估面部不对称时较常用,但缺乏三维信息,因此在临床操作中,正位片常常被能提供三维信息的 CBCT 所取代。

2.6　正颌患者的头影测量

头颅侧位片在正颌治疗中的应用如下:

- 牙颌面畸形的评估与诊断
- 手术前监测颌骨生长及咬合改变
- 监测正畸治疗的进程
- 手术后侧貌预估(详见第 6 章)
- 术后改变的评估
- 追踪颌骨及咬合的复发情况

需要注意的是,侧位片是对拥有若干双侧结构的三维物体的二维呈现,也就是说,对于没有严重不对称的患者而言,侧位片才是有效的工具。虽然侧位片是大多数临床医生对正颌患者治疗流程的常规部分,但不能过度依赖,因为分析侧位片所得出的结论应建立在充分的临床评估基础上,且仅可作为临床判断的辅助,而不能作为独立的决定性的最终评估。侧位片有多种分析测量方式。

2.6.1　整体评估

有经验的临床医生甚至可以不需辅助测量,仅通过观测侧位片图像就能够得出很多与患者颌面部畸形相关的信息,如颌骨大小和形状,切牙牙轴倾斜度,牙槽突高度,软组织形状及厚度等。

某些解剖特征可能不易精确测量,但却是评估患者颌面部畸形状况的重要依据,如下颌骨形态,在严重的垂直向发育异常病例中,下颌骨往往表现出特征性的生长旋转。如图 2.27a 中典型短面综合征患者的侧位片可以看到以下特殊征象:

- 下颌缘平坦或呈圆弧形
- 下颌角圆钝,角前切迹不明显
- 下牙槽神经走行曲折弯曲
- 髁突前倾
- 升支高度增加
- 下颌正中联合偏直立且伴前突
- 下颌磨牙萌出方向近中倾斜/向前倾斜;
- 前面高减小

这些短面综合征的经典头影测量特征只有通过整体目测才能完整地鉴别出来。

在图 2.27b 所展示的典型长面综合征患者的侧位片中,则可以看到所有与短面综合征患者相反的特征,两种综合征在垂直向比例上的巨大差异在侧位片能够显著地呈现出来。

此外,临床医生应警惕一些潜在的颅底病

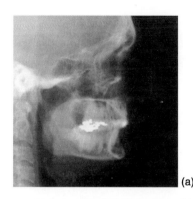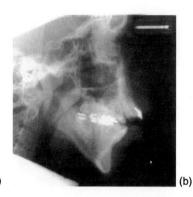

图 2.27　侧位片示：（a）短面综合征；（b）长面综合征的典型特征

理表现，如肢端肥大患者增大的蝶鞍影像。这些病理表现在初诊阶段就应被检查出来。

2.6.2　定性分析

使用正常人群的平均值模板（侧位片描迹图模板），例如 Bolton 模板，有助于迅速确定畸形发生的关键部位（图 2.28）。但应注意的是，以 SN 平面作为头影测量描迹的重叠参考线存有隐患：当患者颅底平面（倾斜程度）与平均水平差异较大，与平均描迹模板也存在较大差异时，这种重叠观测法可能不再适用。

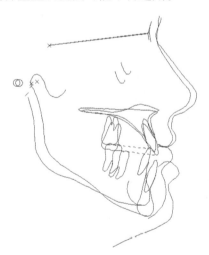

图 2.28　Ⅲ类错𬌗患者的侧位片描迹图（红）与 Bolton 正常模板（蓝）以 SN 平面为参照的重叠图能够明显看出该Ⅲ类患者上颌轻度发育不足，下颌重度前突，前下面高增加

在侧位片上画出关键的水平参考平面有助于更直观地了解患者的垂直向颌骨关系，这些反映颌骨辐辏趋势的参考平面的会聚点能够指示出患者与正常平均水平的变异情况（图 2.29）。

2.6.3　定量分析

头影测量目前已经发展出很多方法，一般通过测量牙颌面复合体不同部位的相应指标，并与正常值比对，量化患者面部结构与平均水平的差异。但需注意的是，参考正常值的人群来源可能与患者所属的人群不同，甚至即使是同一人种，人群内部也存在不同地区人群的正常值有差异的情况。因此，理想的参考正常值应该以人种为区分，应该参考标准化的人种参考正常值。此外，头影测量的定量分析同样可用于追踪监测牙颌面复合体前后向及垂直向的生长变化。

临床医生必须意识到头影测量的局限性，很大程度上其准确性和可靠性依赖于标志点的定位和相应指标的测量。任何用于分析患者牙颌面畸形的头影测量方法所获得的测量值均应谨慎应用，只能作为临床评估的辅助手段。一般来说，完全信任任何一个单独的测量指标或分析方法都是不明智的，一般会使用两个或更多的相关指标来评估相同的部位，特别是在获得的测量值有显著异常或与临床印象不一致的

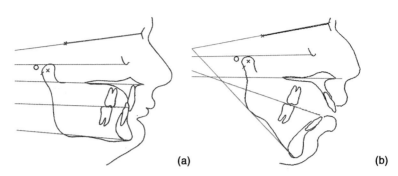

图 2.29　画出水平参考平面有助于临床医生分析评估垂直向异常。(a)短面型患者;(b)长面型患者

情况下。

　　表 2.3a 和表 2.3b 列出了一些基本的参考标志点和参考线以及它们的定义。表 2.4a、表 2.4b 和表 2.4c 列出了一些常用的测量指标以及它们的应用和使用注意事项。这些也在图 2.30 中进行了说明。

表 2.3a　头影测量硬组织标志点

标志点	定义	标志点	定义
蝶鞍点(S)	目测获取的蝶鞍影像中心点	上中切牙点(Uie)	最前突的上中切牙切缘点
鼻根点(N)	鼻额缝的最前点	下中切牙点(Lie)	最前突的下中切牙切缘点
眶点(Or)	眶下缘最低点*	下中切牙根尖点(Lia)	最前突的下中切牙根尖点
耳点(Po)	骨性外耳道影像的最上点*		
关节点(Ar)	后颅底下缘与髁突后缘的交点*	上颌磨牙点(UM)	上颌第一磨牙近中颊尖点*
前鼻棘点(ANS)	前鼻棘之尖	下颌磨牙点(LM)	下颌第一磨牙近中颊尖点*
后鼻棘点(PNS)	硬腭后部腭骨棘之尖	颏前点(Pg)	B 点以下的下颌联合最前点
上牙槽座点(A)	前鼻棘下方上颌前缘骨性影像的最凹点	颏下点(Me)	下颌联合的最低点
下牙槽座点(B)	下颌联合前缘骨性影像的最凹点	下颌角点(Go)	下颌角的后下最突点,需人为定点,可由下颌下缘与下颌升支后缘切线交角的角平分线来确定
上中切牙根尖点(Uia)	最前突的上中切牙根尖点		

* 位于正中矢状面两侧的结构可能在侧位片上显示为双重影像,此时标志点一般有两个,标记时通常以两者的中点定点。

表 2.3b　头影测量基准平面

基准平面	定义	基准平面	定义
SN 平面(SN)	蝶鞍点与鼻根点连线,代表前颅底平面	上颌平面(Max)	后鼻棘点 PNS 和前鼻棘点 ANS 的连线
Frankfort 平面(FP)	耳点与眶点连线,也被称为"Frankfort 水平面"	功能𬌗平面(FOP)	下颌第一磨牙及前磨牙牙尖的连线
		下颌平面(Mand)	下颌角点 Go 与颏下点 Me 的连线

表 2.4a　矢状向颌骨关系的测量项目

测量项目	类型	描述	参考正常值	可能出现的问题
SNA	角度	SN 连线与 NA 连线间夹角,代表上颌骨相对于前颅底的矢状向位	81°±3°	当 SN 平面斜度变异较大及 N 点前后异位较多时,该项目不再可靠。此外,A 点有时较难定点
SNB	角度	SN 连线与 NB 连线间夹角,代表下颌骨相对于前颅底的矢状向位置	78°±3°	与 SNA 一样,依赖于 SN 平面及 N 点
ANB	角度	AN 连线与 NB 连线间夹角,代表以 N 点为参照的上下颌骨矢状向相对位置	3°±2°	当 SN 平面及 SNA 角发生变异时,该项目不再准确;Eastman 校正能够在 SNA 角异常,SN-Max 角仍在正常范围内(8°+/−3°)时发挥作用
BO-AO	线距	由 A 点、B 点向 FOP 做垂线得 AO/BO 点,两点间距离代表 B 点与 A 点、上颌骨与下颌骨在 FOP 上的相对位置关系	女性:0mm±1.8mm 男性:1mm±1.9mm (即 FOP 上,男性的 BO 点在 AO 点前 1mm)	十分依赖于 FOP,常受到 Spee 曲线的影响。拾平面的变异将直接影响到对 A 点 B 点相对位置关系的判断
A-Np	线距	过 N 点作 FP 的垂线,A 点到该垂线的垂直距离代表上颌与该垂线的相对位置	女性:0.4mm±2.3mm 男性:1.1mm±2.7mm	对 FP 的变异十分敏感,FP 倾斜度改变将直接影响 Np 线的位置
Pg-Np	线距	过 N 点作 FP 的垂线,Pg 点到该垂线的垂直距离代表下颌与该垂线的相对位置	女性:−1.8mm±4.5m 男性:−0.3mm±3.8mm	

注:Np,N perpendicular,N 垂线。

表 2.4b　垂直向颌骨关系的测量项目

项目	类型	描述	参考正常值	可能出现的问题
FMPA	角度	下颌平面与 FP 的夹角,代表下颌平面相对于 FP 的倾斜度	27°±4°	以 FP 为水平参照面,解剖耳点有时较难辨认
MMA	角度	下颌平面与腭平面的夹角,代表下颌平面相对于上颌的倾斜度	24°±4°	以腭平面为水平参照面,确定腭平面时存在向前或向后倾斜的可能
SN-Max	角度	腭平面与 SN 平面的夹角,在应用 Eastman 校正前测量,以明确 SN 平面倾斜度是否在正常范围内(图 2.31)	8°±3°	当腭平面异常时,此测量结果不可靠(图 2.2)

续表

项目	类型	描述	参考正常值	可能出现的问题
UAFH	线距	前上面高,即 N 点与 ANS 点在 FP 或真性水平面的垂线上的投影间距离	55mm±8mm	FP 与腭平面的倾斜变异均将引起测量结果的变化
LAFH	线距	前下面高,即 ANS 点与 Me 点在 FP 或真性水平面的垂线上的投影间距离	68mm±8m	
TAFH	线距	前全面高,即 UAFH 与 LAFH 之和	124mm±8mm	
LAFH 百分比	比例	前下面高比,即 LAFH/TAFH,辅助判断前下面高与前全面高是否存在比例失常	55%±2%	
UPFH	线距	后上面高,即 S 点与 PNS 点在腭平面垂线上的投影间距离	45mm±5mm	
LPFH	线距	后下面高,即 PNS 点与 Go 点在腭平面垂线上的投影间距离	34mm±5mm	
TPFH	线距	后全面高,即 UPFH 与 LPFH 之和	79mm±6mm	
LPFH 百分比	比例	后下面高比,即 LPFH/TPFH,辅助判断后下面高与后全面高是否存在比例失常	44%±1%	
Ar-Go	线距	下颌升支长度,即 Ar 点与 Go 点间距离	女性:55.6mm 男性:62.0mm	升支长度的测量理应从髁顶点(condylion)开始,但该点在侧位片上定点困难,而 Ar 点的定点较为可靠
Ar-Go-Me	角度	下颌角,即 Ar-Go 连线与 Go-Me 连线的夹角,代表升支后缘与下颌体下缘间的角度	128°±7°	

表 2.4c   牙及牙槽突的检测评估

测量项目	类型	描述	参考正常值	可能出现的问题
Ui-Max(Ui-FP)	角度	上中切牙长轴与腭平面或 FP 的夹角	109°±6°	上颌切牙根尖常较难定位,且腭平面有时并非水平
Li-Mand	角度	下中切牙长轴与下颌平面的夹角	92°±6°	下颌切牙根尖很难定位
Ui-Li	角度	上下切牙长轴间的夹角	130°±6°	如上述
UADH	线距	上颌前部牙槽突高度,即上中切牙切缘与腭平面间的垂直距离	33mm±3mm	

续表

测量项目	类型	描述	参考正常值	可能出现的问题
LADH	线距	下颌前部牙槽突高度,即下中切牙切缘点与 Me 点在下颌平面垂线上的投影间距离	女性:40mm±2mm 男性:44mm±2mm	可能受下颌平面测量方式的影响
UPDH	线距	上颌后部牙槽突高度,即上颌第一磨牙近中牙尖与腭平面间的垂直距离	28mm±3mm	
LPDH	线距	下颌后部牙槽突高度,即下颌第一磨牙近中牙尖与下颌平面间的垂直距离	38mm±3mm	可能受上颌平面倾斜程度的影响

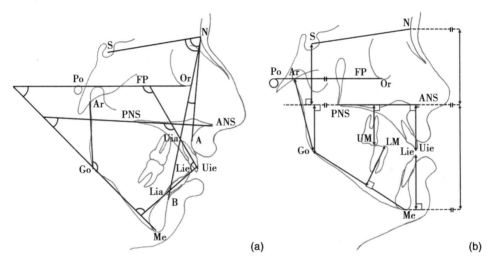

图 2.30　(同见表 2.4a~c)(a)头影测量的角度变量,描述水平及垂直方向的颌骨关系;(b)线距及比例变量,描述垂直向面高

颌骨矢状向关系

　　上下颌骨的矢状向位置以及二者的相关性,通常根据与反映前颅底基底的 SN 平面的关系来测量(图 2.30a)。SNA 和 SNB 的测量值超出正常范围则分别提示上颌骨或下颌骨的前突或后缩。然而,为了确保 SNA、SNB 和 ANB 的可靠性,SN 平面的倾斜度应是正常的。一旦蝶鞍中心点(S 点)或鼻根点(N 点)有明显变异,或上下颌骨均前突或后缩,上述数值的可靠性会受影响。这类情况在正颌患者中时常发生,临床医生应警惕这些可能遇见的潜在问题。

　　SNA 的不可靠性。图 2.31a 展示的是一位临床表现为上颌矢状向发育不足的患者的侧位片,对于上颌发育不足的患者而言 SNA 值理应偏小,但是该患者的 SNA 测量值却偏大。临床医生很可能会被这一数值误导而误认为是上颌前突,但这其实是由于前颅底平面(SN 平面)过于平坦,SN 平面-腭平面角(SN-Max 角)低于正常范围所致的假象。运用以 Frankfort 平面

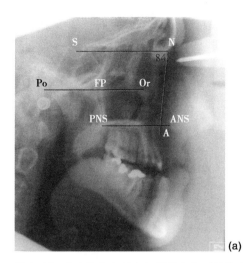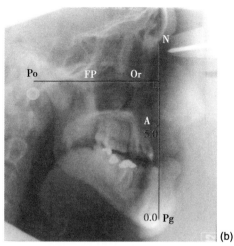

图 2.31　（a）临床表现为上颌骨发育不足的患者。由于前颅底平面（即 SN 平面）过于平缓，SNA 角假性增大；（b）上颌骨相对于过鼻根点的垂线（McNamara 分析法）的位置评估与临床表现更加相近（A 点在垂线后 5mm）

为参照的 McNamara 分析法，则能够得到与临床印象更相符的测量值（图 2.31b）。

Eastman 校正。当 SNA 角与正常值范围相差甚远时，ANB 角的数值也会出现异常，难以反映真实的颌骨关系。此时需要用到 Eastman 校正，如图 2.32 所示。

虽然 Eastman 校正在大多情况下很有用，但临床医生也必须意识到它的局限性。图 2.33 中展示了一种情况，即某 Ⅱ 类患者的 SNA 值为 85°，ANB 值为 8°，与其临床表现一致。而如果应用 Eastman 校正，ANB 值将减小到 5°，则仅判断为轻度 Ⅱ 类颌骨关系，这将误导临床医生。然而，由于 SN 平面过于平坦，SN-Max 角超出了正常范围（8°±3°），因此校正后得到的结论是相反的（见图 2.32c）。

垂直高度对 ANB 的影响。垂直向发育过度的患者其下颌骨和咬合平面通常有向下和向后旋转的倾向，在 Ⅱ 类、Ⅲ 类患者中会分别增大、减小 ANB 角，因此这类患者在使用颅底作为参照时会存在一些问题。对于图 2.34a 中的高角患者，ANB 角特别大，单看数值会得出骨性 Ⅲ 类的临床印象。通过应用 WITS 评估法去

除颅底因素，在咬合平面上测量颌骨关系（见表 2.4a），能够得到更符合临床表现的结论（图 2.34b）。

颌骨垂直向关系

下颌平面角。颌骨的垂直向关系通常由角度，线距，比例等结合起来一同描述（见图 2.30），目的是描述患者的垂直向面部形态，面部垂直向分型正常，长面型，短面型其下颌骨的形态分别为正常，后旋或前旋。下颌骨下颌缘的倾斜度可通过 FMPA 和 MMA 来描述，测量值超出正常值范围则提示下颌生长伴随有向前或向后的旋转。然而，Frankfort 平面及腭平面并不总是平行的，且腭平面在正颌患者中尤其容易发生变化，因此同时测量这两个角度有助于提高评估可靠性及发现出现异常值的原因。

面高比例。线距和比例能够描述出下颌生长型对前后面高的影响。短面型的患者通常表现为减小的 LAFH：TAFH 和 LAFH：LPFH（图 2.35a），而长面型患者将表现出相反的特征（图 2.35b）。

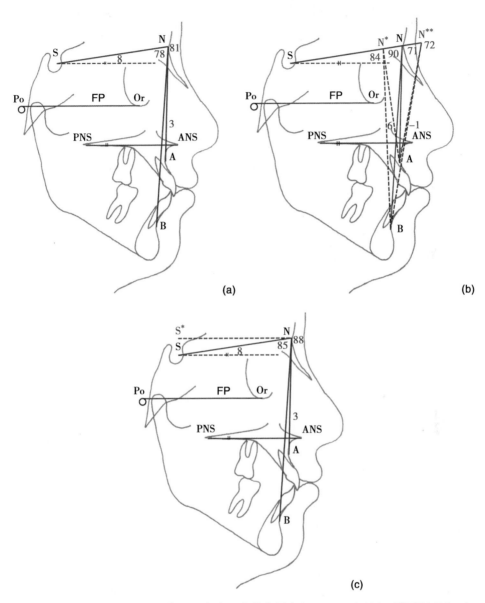

图 2.32　Eastman 校正。(a) 当 SNA 角在正常值范围内 (81°+/-3°) 且 SN 平面 (S-N line) 倾斜度正常时，ANB 角能够反映颌骨的矢状向关系。(b) 当鼻根点 (N 点) 存在变异，相较于颌骨太过于靠前或靠后时，ANB 角的数值将发生变化，此时不再能够反映真实的颌骨矢状向关系。为应对这种情况，SNA 角每增大 1°，ANB 角则相应减少 0.5°，反之亦然。(c) Eastman 校正只适用于 SN-Max (SN 平面-腭平面) 夹角在正常范围内 (8°+/-3°) 的情况，因为当 SN 平面过于陡峭或平坦时，SNA 角虽改变，ANB 角也不会发生相应变化

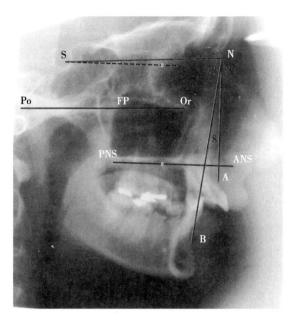

图 2.33 该 Ⅱ 类患者 SN-Max 角超出正常范围,应用 Eastman 校正将得出相反的判断结果

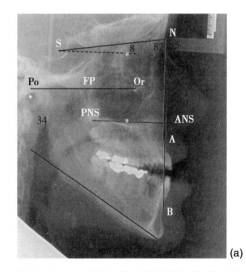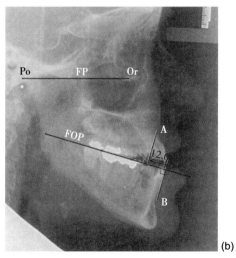

图 2.34 (a) FMPA 较大的 Ⅲ 类患者,其 ANB 角仅表现为轻度减小。(b) Wits 评估法功能殆平面(FOP)上测得 BO 与 AO 差值为-12mm

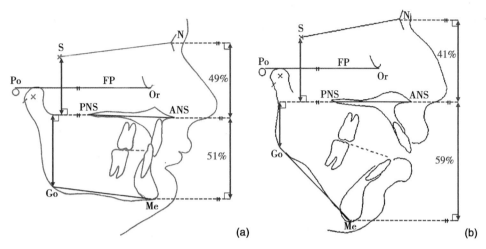

图 2.35　（a）短面型患者的前下面高（LAFH）减小，后下面高（LPFH）增加，反映出下颌前旋的生长趋势；（b）长面型患者与之相反

牙及牙槽骨

切牙倾斜度。头影测量分析有助于确定切牙的倾斜度，特别是在切牙存在代偿性倾斜的情况下。图 2.36a 展示了一个Ⅲ类患者的头影描迹图，其上切牙唇倾，下切牙舌倾，均超出正常倾斜度范围。图 2.36b 的头影描迹图展示了下切牙唇倾以代偿Ⅱ类颌骨关系的情况，但由于下唇的遮挡，其上切牙同样明显唇倾。在图 2.36c 所展示的Ⅱ类 2 分类患者描迹图中，上切牙在上唇的作用下严重舌倾，下切牙同样轻度舌倾。

上切牙倾斜度通常参照腭平面测量，但对正颌患者，特别是对有垂直向发育异常、腭平面存在前倾或后倾变异的患者而言，该参照方式并不完全可靠。此外，正颌手术往往也会改变腭平面的倾斜度。因此，测量上切牙倾斜度的时候，也可以 Frankfort 平面或真性水平面为参照，因为这两种参照一般不会因治疗发生改变，且与切牙倾斜度的美学评价更为相关。

下切牙倾斜度及下颌平面。有学派认为，下切牙倾斜度的评估应考虑 FMPA，因为下颌骨的生长旋转可能会改变下切牙在其软组织包裹内的倾斜方向。因此，如果 FMPA 较平均值

大 5°，则下切牙倾斜度理论上将比平均值低 5°，反之亦然，此时 FMPA 和下切牙倾斜度合计为 120°。这将影响到术前正畸的方案制订（见第 3 章和第 4 章）。

牙槽突高度。后牙槽突高度能够一定程度上反映下颌生长型。例如，短面型深覆𬌗的患者，往往伴有后牙槽突高度的降低（见图 2.35a），而长面型骨性开𬌗的患者则通常伴有增高的后牙槽突（见图 2.35b）。

而前牙槽突高度与下颌生长型之间并非是简单直接的关系，因为切牙萌出的程度是由其倾斜度、咬合关系及唇舌肌力共同决定的。例如，上颌骨垂直向发育不足的Ⅲ类患者，其上颌牙槽突高度往往是降低的，但是Ⅱ类 2 分类的患者切牙间夹角常增大，其上前牙常有过度萌出的趋势。与之相反的是，前牙开𬌗的高角患者，上颌的前牙槽突高度常增加，但是如果伴有长期吮指习惯，则会阻碍牙槽突垂直向发育，高度降低。

总之，临床医生必须认识到头影测量分析的结果仅可作为参考，且各种分析方法各有所长，也各有不足之处。在分析诊断和拟定治疗方案的过程中，临床医生应始终清楚治疗的对

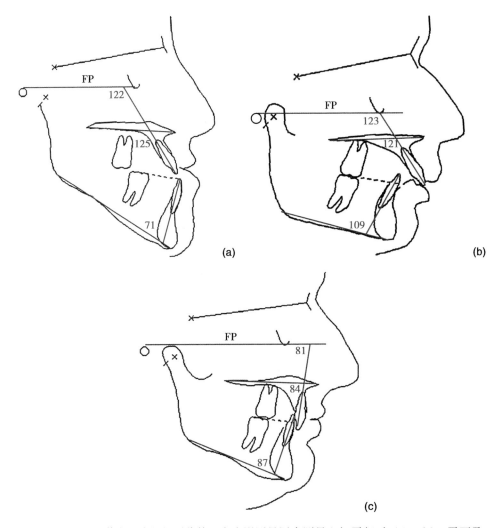

图 2.36   主要错𬌗类型中的切牙代偿。在头影测量图中测量上切牙相对于 Frankfort 平面及腭平面的倾斜度是有效手段:(a) Ⅲ类患者,上切牙唇倾,下切牙舌倾;(b) Ⅱ类 1 分类患者,颏唇沟深,上下前牙均唇倾;(c) Ⅱ类 2 分类,上下前牙均舌倾

象是患者,而不是患者的影像资料。患者的临床表现和对患者做出的临床判断比测量数值更重要。

2.6.4   重叠头影测量描迹图

重叠头影测量描迹图能够将两张或多张不同侧位片之间的差异直观地显示出来,是追踪面部生长,评估治疗效果,量化复发程度的常用方法。

生长追踪

系列头颅侧位片对术前评估颌骨的持续生长状况十分有用。图 2.37 展示了一位骨性Ⅲ类男性患者在 17~20 岁之间的下颌进行性生长及垂直向高度增加。

髁突的特发性吸收常被怀疑为是前牙渐进性开𬌗的原因,这种情况下,重叠头影测量描迹图可发现逐渐降低的升支高度。

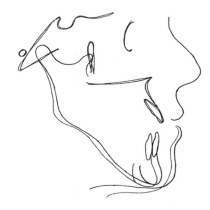

图 2.37 通过重叠头影测量描迹图观测 Ⅲ 类患者的生长改变情况

疗效评估

重叠侧位片同样能够评估术前正畸的牙列变化效果及正颌手术的颌骨移动效果。正颌患者往往是生长发育已经结束的成年人,SN 平面作为重叠的参照平面是比较可靠的,重叠后观察到的变化将全部是牙颌面组分改变的结果。

量化复发

我们采用的常规流程并不是手术后立刻拍摄术后侧位片,而是在术后 6 个月时拍摄 CBCT,因为利用 CBCT 能够对手术疗效进行三维评估。通常是在术后两年回访时,才拍摄第一张常规侧位片。当临床观察到有复发迹象时,可将此时的侧位片与术后 6 个月 CBCT 重建的侧位片重叠,观察评估复发情况。复发与骨块和牙及牙槽的改变有关,侧位片的重叠图能够分析及量化这些改变,至少在矢状向及垂直向上有助于对复发做出合理评估。此后的随访侧位片应逐年拍摄,持续到术后五年。

2.7 特殊检查

对于某些持续发展的症状需要进行一些额外的特殊检查才能得到较全面的评估和诊断。常见的有髁突增生和肢端肥大。

2.7.1 髁突增生

当患者自述或观察到有进行性下颌不对称征象时,应对下颌进行追踪观察。可适当考虑放射性同位素(锝-99)扫描,通过与对侧髁突对比来确定患侧髁突是否存在过度增生。阴性结果并不能作为最终结论,因为过度增生往往是阶段性发生的,进行扫描的时机可能正是增生过程的静止期。

髁突增生易与半侧下颌骨肥大相混淆,而二者可并存于同一患者。半侧下颌骨肥大常表现为患侧下颌下缘弓形突出及下牙槽神经管异位,此特征将有助于其鉴别诊断及制订治疗方案。

2.7.2 肢端肥大

肢端肥大系由成年后生长激素过多所致,通常与垂体腺瘤有关。常可从患者病史及临床表现得出初步诊断,相关表现如下:

- 下颌生长迟缓,典型 Ⅲ 类错𬌗伴下切牙散隙。
- 面部皮肤增厚,唇部较长。
- 手指粗大。

患者软组织的改变可表现为唇部增长,上切牙暴露量减少等,患者以往的照片对此软组织评估很有价值。手套型号加大或戒指尺寸增大等,往往是该类患者的典型主诉。对疑似肢端肥大的患者,应转诊至内分泌科,以进行生长激素水平的评估,并进行相应治疗。

2.8 总结

- 在进行牙颌面畸形评估之前,应详尽采集病史信息,包括全身及口腔健康状况。
- 应重视患者的社交状况(尽管此点更属于精神心理卫生范畴)。
- 应进行系统全面的面部评估,包括左右侧面观,正面观,俯视观及仰视观。
- 正确的头位在评估颌骨关系及面部不对称

时十分重要。

- 正确摆放的面相照片的客观软组织分析可作为临床评估的辅助手段。

- 牙弓评估应包含间隙分析和 Spee 曲线曲度测量。

- 咬合评估应包含切牙关系,牙槽骨的三维代偿程度,以及是否存在上下牙弓的横向宽度不调。

- 上下牙列中线的评估不仅参照面中线,也应分别参照上下颌骨进行评估。

- 如果下颌骨存在不对称,应区分是颌骨本身异常造成的真性骨性不对称,还是咬合干扰引起的下颌移位。

- 模型和照片是观察颌面部畸形发展状况的重要资料,例如Ⅲ类错𬌗,颌面不对称及前牙开𬌗。

- 三维影像技术是记录患者真实面部三维特征,量化三维软组织生长变化及追踪不对称发展情况的唯一手段。

- 头影测量分析是临床评估的有效手段之一,但是临床医生必须了解头影测量的局限性,特别是在以前颅底为参照分析颌骨矢状向关系时。

- CBCT 通常不作为初步评估的常规手段,除非患者伴有复杂的不对称。

- 手术前后的 CBCT 资料有利于手术设计和疗效评估,并利于在三维方向上测量手术前后的变化。

2.9 参考文献

Jacobson, A. and Jacobson, R.L. (2006) *Radiographic cephalometry: From Basics to 3D Imaging*, 2nd edn. Quintessence Publishing Co, Inc.

Naini, F.B. and Gill, D.S. (2008) Facial aesthetics: 2. clinical assessment. *Dent Update*, **35** 159–170.

Proffit, W.R. Fields, H.W. and Sarver, D.M. (2013) *Contemporary Orthodontics*, 5th edn. Sections II and III. Elsevier.

第 3 章　治疗计划的制订

学习重点

- 掌握制订正颌外科治疗计划的三个基本步骤
- 理解硬组织移动的四个关键要素
- 理解正颌外科设计过程中的最初计划、联合治疗计划和最终计划
- 理解术前正畸治疗计划和暂定手术计划之间的相互关系

3.1　简介

正颌外科治疗计划的制订是一个跨学科合作的过程，必须由团队成员共同制订，同时也需要患者本人参与。在明确诊断的基础上，临床医生根据患者的要求，讨论预期的牙列和颌骨移动的方式。

任何单枪匹马的工作都无法实现周全的设计，而持续、互动的过程才能获得正畸治疗与外科治疗的最佳结合，获得最优化的结果。

3.2　正颌外科设计的三个基本步骤

典型的设计过程包括以下三个步骤：

1. 为了获得和谐的面部审美，预判出面部软组织需要实现哪些改变；

2. 为了获得期望的面部审美，对所需要的颌骨移动做出粗略的预计；

3. 拟定出术前正畸方案，使其结果有助于实现预期的颌骨移动。

3.2.1　预期的容貌改变

这在很大程度上依赖于临床医生的经验和判断，而且即便都是有经验的外科医师，看法也会不尽相同。在这种情况下，一定要着重考虑患者本人的意愿。在本书的第 2 章中的一些指南可以帮助解决这个问题并消除分歧。

在这一阶段，往往必须进行照片-头影测量分析，尤其是那些上下颌骨形态不协调程度较轻，无法确定是否单独做上颌或是下颌的手术能获得良好的效果的患者，以及那些需要确定

施行双颌手术还是单颌手术的患者。

3.2.2   确定颌骨需要移动的距离

颌骨位置的改变必然会引起软组织的形态的相应变化,但是具体改变的程度有赖于解剖学水平的分析和预测(见第 6 章)。但这种变化无法精确预测,因为到目前为止还缺乏硬组织-软组织移动变化率之间的关系,而且在不同的个体和种族之间存在很大的差异。

除此之外,软组织的改变不仅仅是侧貌发生变化,从三维的形态上来看,外科医师还必须知道正颌手术可能带来的负面效果。比如,Le Fort Ⅰ型骨切开术可能带来这些问题:

- 鼻翼基部可能变得扁平,甚至上颌骨没有向上移动的情况下也可能发生(图 3.1)。
- 随着上颌骨的前徙和上抬,鼻尖旋转上翘。
- 在矫正伴有颧骨和眶下区塌陷的严重上颌骨发育不足的过程中,或造成患者双侧上颌骨前突和眼球内陷等不美观的结果。

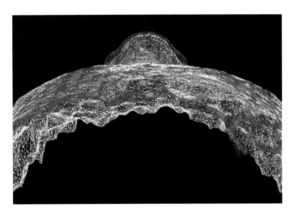

图 3.1   三维网格图的叠加显示 Le Fort Ⅰ型骨切开前徙术患者术前(白色)和术后(红色)鼻翼基底部扩张情况

以上这些情况尚无法完全预料,虽然外科医师可以在一定程度上加以控制(见第 7 章),但是在有些上颌骨移动距离较大的病例中,还是有可能出现更糟糕的结果。在术前设计的过程中必须考虑在获得协调的颌骨位置关系的同时,尽量减少上述这些负面效果。在设计过程中,必须把

鼻子的形态和鼻翼基部的宽度以及与面部其他部分的比例关系连同面部上份的形态一起考虑在内,这在那些上颌骨前徙较多的病例尤为重要。

3.2.3   制订术前正畸治疗方案

术前正畸的目的是使牙齿移动到合适的位置,以便于手术中可以将上下颌骨充分移动到符合面部审美的位置。这一阶段中需要设计恰当的切牙区的去代偿,包括设计覆盖(Ⅱ类的患者)或者反覆盖(Ⅲ类的患者)。这与以往的设计方式有概念上的差别:以往的设计是先根据头影测量的结果把切牙的倾斜角度矫正到正常,然后再以此为参照来决定手术移动颌骨的方向和距离(见第 4 章)。

切牙去代偿的量可以通过头影测量进行判定,但是其准确性有限。切牙的最终位置只有等到术前正畸结束才能知道。

3.3   牙颌面治疗计划的四个关键要素

尽管制订治疗计划的最初步骤是对容貌的改变做出预期,但是实际的操作流程常常相反。最初是牙齿先经正畸到新位置,然后颌骨移动到新位置并改变软组织的形态。牙齿的正畸移动与颌骨的外科手术移动关系密切,二者相互依赖,必须在设计过程中统筹兼顾。在大多数病例,正畸牙齿移动都是首先进行,但是在治疗计划的设计阶段却很难精确预测牙齿最终的理想位置。最初的设计只能是尽可能地与理想位置近似,只有在术前正畸治疗完成以后进行再次复诊时,才能最终敲定手术计划。

在牙颌面治疗计划的制订过程中,必须考虑以下四个关键要素:

1. 上颌切牙与上颌骨的位置。
2. 咬合关系与下颌骨的位置。
3. 上颌-下颌骨复合体的转动。
4. 颏部的位置。

3.3.1 上颌切牙与上颌骨的位置

第一步先要确定上颌切牙在空间三个平面的位置,其最终位置应当是正畸和手术治疗的最终结果。

前后位置

在确定上颌切牙最佳的前后位置时,必须把上颌切牙在水平面上的位置连同倾斜度一起纳入考虑范围,术前正畸治疗调整上颌切牙主要有两个目的:

1. 有助于实现预期的去代偿中的覆盖或者反覆盖。

2. 确保上颌切牙在正颌手术后处于最佳的倾斜度。

这两个目的相互联系且必须兼顾。对不同的错𬌗畸形还要有不同的设计考量。

Ⅱ类骨性畸形。在很多Ⅱ类Ⅰ分类的患者,上颌切牙的位置和倾斜度尚可接受,只需要微调即可。如果上颌切牙前倾,而治疗计划中需要把上颌切牙内收成为正常的倾斜度,则有可能造成上唇相应地后退,进而会使上颌潜在的缺陷更加明显。在Ⅱ类Ⅱ分类的患者,上颌切牙需要调整为唇向倾斜,使上唇获得更多的支撑。

当上颌骨缺陷同时伴有下颌骨的发育不足时,设计治疗计划时应考虑颌骨的移动能否使上颌切牙的位置符合美观的标准。在上颌骨发育缺陷较轻的患者,保持上颌切牙略微前倾可以使下颌骨获得充足的前徙,避免上颌骨截骨。有些这样的患者的上颌骨略显不足,可以通过在鼻旁植骨来改善。

当患者上颌骨后缩严重确实需要手术前徙时,必须保证有足够的上下切牙的覆盖使上颌骨可以充分前徙(最少覆盖 4mm),同时控制下颌骨前移的量不超过手术所能达到的最大距离(即矢状劈开骨切开术的最大前移距离,10mm)。对Ⅱ类的患者来说,双颌同时前移一般需要 8mm 的覆盖。当上颌骨需要上抬时,这个覆盖距离还需要适当调整,以便下颌骨通过

旋转实现一定的前移。有些下颌骨严重后缩的患者,还可以考虑应用其他一些手术方式,包括倒 L 形骨切开或牵张成骨技术等。

对于上颌骨前份前突的病例,可以采用上颌骨前份骨切开术,一般术中同时拔除上颌第一双尖牙。较之于正畸治疗,这种上颌骨前份骨切开术治疗周期更短,效果更稳定。

Ⅲ类骨性畸形。对Ⅲ类的患者,上颌骨位置后缩,手术计划要前徙上颌。这主要有两个目的:

1. 形成满意的面中份形态。

2. 将上颌切牙放回最理想的位置。

上颌切牙常常会因为上颌骨位置的后缩而发生代偿性的倾斜,在设计中常常需要将它们恢复到正常的倾斜度。

前牙开𬌗。如果需要压低上颌骨的后份来解决前牙开𬌗的问题,那么手术会对上颌切牙产生旋转后退的作用,这应该在术前正畸准备中做出相应的补偿(图 3.2)。如果需要通过节段性骨切开来排齐上颌牙弓,由于 Spee 曲线弧

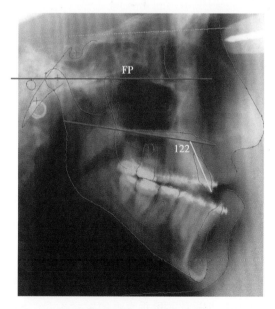

图 3.2 前牙开𬌗的Ⅲ类患者的术前头颅测量追踪。考虑到手术可能产生上颌骨后份高度降低的效果,术前正畸期间维持上切牙的前倾

度较大,上颌切牙的倾斜度会在很大程度上由前份骨段的位置决定,这种倾斜可以通过术后的正畸来调整恢复正常。

垂直方向的位置

　　拾平面的倾斜。上颌拾平面的倾斜可以通过手术得到纠正,这需要在手术设计过程中将上颌左右两侧切牙的垂直位置恢复正常。如果上颌后缩并不严重,上颌骨也不需要过多移动,可以将拾平面的倾斜暂时搁置不予处理。如果拾平面的倾斜是包括下颌骨在内的面下份不对称造成的,就需要通过双颌手术来调整垂直向的不对称,摆正拾平面。

　　过多的切牙暴露——露龈笑。当上颌切牙在安静和微笑情况下暴露的长度显著增加时,就必须考虑是否需要进行垂直方向的纠正。与错拾畸形一样,这也通常是患者就医的诉求。在这类患者,如果不对上颌骨进行充分的后退或者在垂直向做出补偿,要想彻底解决问题是不切实际的。在这种情况下,患者将不得不接受在微笑时留下少量的牙龈暴露,但这通常也是符合审美的。采用辅助手术延长上唇的长度,如唇颊黏膜的"V-Y"推进术式通常将有益于改善这种情况。

　　过少的切牙暴露。在面部前下份垂直距离减少的Ⅲ类骨性畸形的患者,上颌骨垂直高度减少的同时上颌切牙的暴露长度也减少。患者经常会在后牙接触时表现出下颌闭合过度。这是因为闭合距离增加所致。需要重视的是,这种情况下的手术设计需要在下颌骨的休息位置进行(见图6.4)。这可以为我们提示上颌骨需要向下移动的距离,同时也为颌骨前后向的精确位置关系提供参考。

　　Ⅱ类的患者也可能发生切牙暴露过少的情况,这多半是由于一些不良习惯如吐舌和吮指等所造成的上颌骨前份垂直方向发育不足。Spee曲线加深,导致无论是手术节段性骨切开术还是正畸治疗都必须更多地考虑曲线加深的严重程

度以及术者的审美偏好(见第4章与第7章)。

　　临界情况。切牙的垂直位置仅有轻度异常的患者,是否需要纠正就有赖于其他一些因素。比如上颌骨需要向前移动的患者,可以同时调整垂直方向的位置来获得更加理想的结果。另一方面,如果上颌骨的位置已经比较理想,就没有必要再施行 Le Fort Ⅰ型骨切开术来改善患者并不十分在意的微小缺陷。

横向的位置

　　当中线偏移到一侧时,最理想的处理是通过术前正畸将其矫正(见第4章)。如果准备施行 Le Fort Ⅰ型骨切开术,可能会在一定程度上对上颌骨进行旋转,来恢复中线的位置,但同时也存在对横向咬合关系的破坏。

　　在横向位置关系不调的情况中,上颌牙弓缩窄是最常见的情况。手持模型或者模型外科通常有助于得出为了获得上下颌骨协调的位置关系而需要横向扩增的量。本书第4章概述了上颌横向距离扩增的常用技术,第7章描述了手术技术。对大多数严重的病例来说,接受双侧颊侧骨段反颌也许是比较明智的选择,尤其是那些对上颌牙弓缩窄的美观效果并不在意的患者。

3.3.2　咬合关系与下颌骨的位置
前后方向的纠正

　　计划好上颌切牙和上颌骨的位置以后,下颌骨的前后向位置也就相应确定下来了。在拟行下颌骨手术或者双颌手术的病例,下颌骨前徙或者后退移动到新的位置可以使牙齿移动到预定的术后位置。

　　如前所述,切牙的去代偿应量身定做,以提供最佳美学效果。这个概念的另一个方面是,在某些情况下,去代偿的量可以区分单下颌手术和双颌手术。尽管达到理想的美观效果是很重要的,如果单颌手术能够达到比较令人满意的结果,那就必须仔细权衡双颌手术的风险(图3.3)。

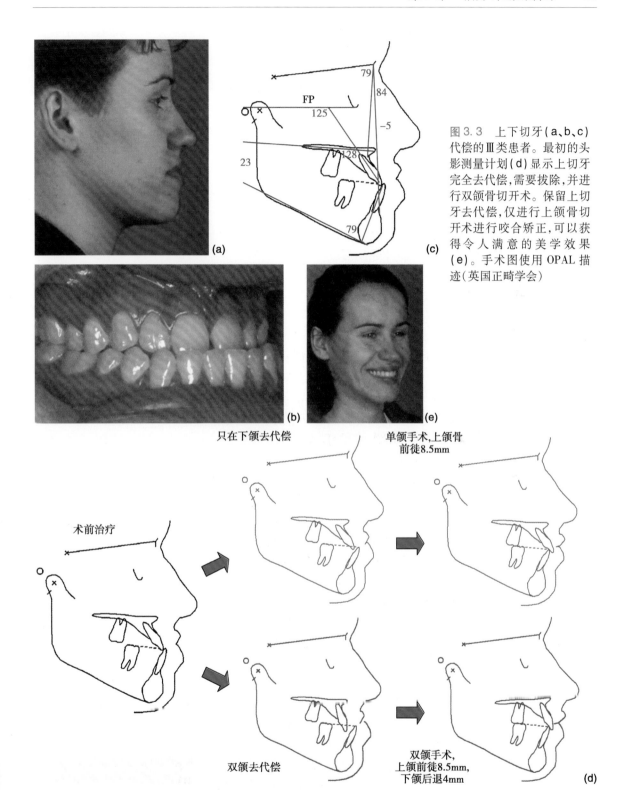

图 3.3　上下切牙(a、b、c)代偿的Ⅲ类患者。最初的头影测量计划(d)显示上切牙完全去代偿,需要拔除,并进行双颌骨切开术。保留上切牙去代偿,仅进行上颌骨切开术进行咬合矫正,可以获得令人满意的美学效果(e)。手术图使用 OPAL 描迹(英国正畸学会)

只在下颌去代偿

单颌手术,上颌骨前徙8.5mm

术前治疗

双颌去代偿

双颌手术,
上颌前徙8.5mm,
下颌后退4mm

在有些比较严重的病例,双颌手术是不可避免的,部分去代偿可能被用来减少下颌移动的幅度,从而减少手术复杂性和复发趋势,同时仍能达到令人满意的美学效果。

垂直方向的纠正

深覆𬌗。Ⅱ类患者有时会出现面下份的高度降低和双颌平行的倾向(见第 2 章)。在这种情况下,治疗的目的是增加面下份高度。实现这一点的一个常见方法是保持下颌的 Spee 曲线向下弯曲直到下颌前移的手术之后,从而产生"三点接触"(仅切牙和最后磨牙之间形成咬合接触)效果。术后,通过正畸手段关闭由此产生的侧方开𬌗(见第 4 章)。

如果 Spee 曲线向下弯曲得过于严重,正畸手段不大可能进行矫正,可能需要计划一个根尖下骨切开或者下颌骨体部骨切开术,以降低下颌骨前份牙骨段。选择哪种方案将视是否需要增加面下份的高度而定(见第 7 章)。

前牙开𬌗。如果前牙开𬌗是由于上颌骨后份高度过高,或者下颌支高度不足所致,通常通过降低上颌骨后份高度来进行矫正,可以使下颌自动旋转至正确的垂直位置,从而使门牙形成咬合(图 3.4)。

左右不对称。当下颌骨垂直方向不对称时,通常会出现下颌咬合面倾斜。如果这是在面部生长过程中逐渐形成的,上颌平面通常也会倾斜,并且治疗计划也应该包括上颌骨的矫正(见前面)。如果是在面部生长停止后出现了下颌不对称,那么在患侧会出现开𬌗。在任何一种情况下,都需要通过手术来恢复下颌骨对称的咬合。如果病因是由于一侧的下颌升支过长,则需要手术缩短患侧,或延长对侧,或两者结合。如果一侧下颌骨升支的垂直生长受到限制,则可能需要考虑通过手术来延长(见第 7 章)。在没有明显的下颌骨升支长度差异的情况下,可以使用矢状劈开术来矫正下颌骨垂直方向的不对称。

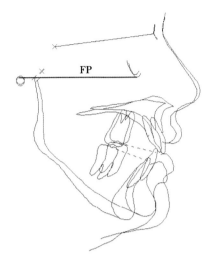

图 3.4 术前(红)术后(蓝)重叠的头影测量片显示上颌后份上抬,下颌骨自动旋转以后关闭前牙开𬌗。手术图使用 OPAL 描迹(英国正畸学会)

下颌平面的角度。在正颌手术的计划阶段,把下颌平面考虑在内是非常重要的,因为它的角度会影响术前正畸和手术的目标。下颌平面角如果超出了正常范围,可以通过调整下切牙倾斜度进行补偿,改善术后侧貌。图 3.5 所示为一名Ⅲ类的患者,其 FMPA 增加,下切牙相应向后倾斜。手术方案是实施 Le Fort Ⅰ 上颌前徙和双侧下颌骨矢状劈开后退。上颌骨的垂直高度几乎没有改变,因此术后 FMPA 基本保持不变。下切牙只有部分去代偿,这样就能获得平衡的侧貌。如果进行完全的去代偿,结果将是过度矫正和凸面轮廓,由于存在后角联合,因此可能还需要一个向前的颏成形术。

反之亦然,对于下切牙内倾的低角病例,其术后 FMPA 的减少,将有助于补偿下颌骨向前旋转生长时带来的前突。

横向的位置

如果有明显的下颌骨不对称,并且有相应的牙弓中线移位,那么手术矫正的目标要通过非对称的下颌骨切开术来实现,沿着颏点纠正中线。这样才能实现计划中理想的咬合,并且使上颌中线与面部中线协调。

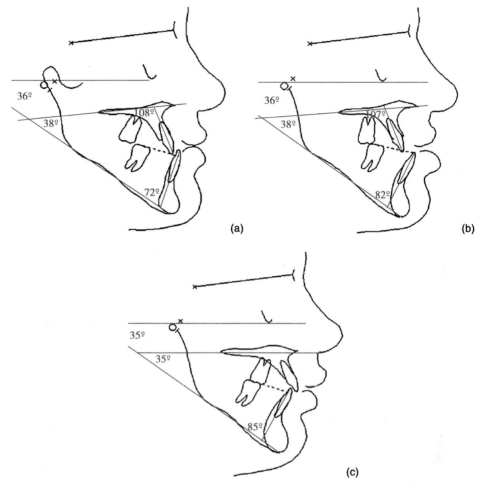

图 3.5　头影测量片显示一位 Ⅲ 类的错𬌗病例，FMPA 角度增大，下切牙内倾。手术计划采用双颌骨切开术。(a)由于手术并不能纠正 FMPA 角，所以下颌切牙仅需部分去代偿；(b)这样的设计还避免了颏前徙手术而获得良好的侧貌；(c)手术图使用 OPAL 描记(英国正畸学会)

如果下颌中线与颏点不一致且无法通过正畸得到矫正，则可能出现以下两种情况：

1. 如果只是计划施行上颌骨切开术，即使计划中的咬合与中心线重合，上颌中心线也将偏离中心。

2. 如果计划进行下颌或双颌手术，则有必要进行不对称下颌骨切开术，从而保证上下颌中心线重合。这将导致颏点偏离中心。

在第一种情况下，可以做的选择是保证实现预期的咬合而留下不协调的中线。在第二种情况下，所产生的颏部不对称可以通过侧向滑行的颏成形术来解决(见第 7 章)。

3.3.3　上颌-下颌骨复合体的转动

随着下颌骨的生长和旋转，下颌骨的形态以及面下份高度存在很大差异(见第 2 章)。或浅或深的下颌平面往往导致短面型或长面型，这通常是患者寻求矫正的原因之一。虽然把手术矫正下颌骨的旋转作为正颌治疗的一部分内容并不总是必要的，但是在某些情况下确实该将其考虑在手术计划内。

顺时针旋转

在垂直高度减小的 Ⅱ 类病例中,下颌前徙实现三点接触将使下颌骨向下向后旋转,从而增加面下份的高度(图3.6)。下颌角的角度也会相应增大,下颌平面会一定程度地变陡(另见病例报告1)。在极端情况下,如果需要同时校正咬合面和下颌平面角,则可以进行双颌手术,使双颌同时向下和向后(顺时针)旋转(图3.7b)。

逆时针旋转

在严重的开𬌗病例中,会表现出下颌骨向后旋转、下颌平面陡峭、下颌支短小且下颌角圆钝。降低上颌后部高度将使得下颌骨有一定向上和向前(逆时针)自动旋转,从而关闭开𬌗,同时病例下颌平面相应变平。如果需要更大的

旋转,则可以选择通过下颌支的倒 L 形骨切开术或牵张成骨术,使下颌骨、咬合平面逆时针旋转并减小下颌角角度(图 3.7a)。术前必须仔细评估和权衡这样做的利弊(另见第 7 章)。

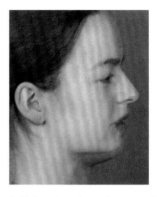

图3.6   术前术后的叠加照片显示一位深覆𬌗的 Ⅱ 类病例,采用"三点接触"的设计并进行手术后,增加了面下份的高度

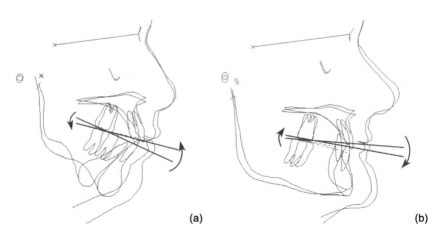

(a)   (b)

图3.7   术前(红)术后(蓝)重叠的头影测量片显示上颌-下颌复合体的旋转。(a)前牙开𬌗的病例,下颌骨与𬌗平面随着上颌骨抬高和下颌升支倒 L 形骨而发生逆时针旋转;(b)深覆𬌗患者,𬌗平面与下颌平面随着双颌截骨而发生顺时针旋转。手术图使用 OPAL 描迹(英国正畸学会)

3.3.4   颏部的位置

正颌手术计划的最后一部分是颏部的位置,必须在所有三维空间中考虑到这一点(另见第 7 章)。

调整颏部的突度

矫正了颌骨矢状面的不协调之后,接着需

要调整软组织颏点的前后位置,以达到最佳的侧貌平衡。在手术后下颌平面角仍会增加的情况下,常常需要进行颏前移成形术来补偿下颌骨向后的倾斜。因为在颏前点的硬组织与软组织移动距离的比例为 1∶1,所以可以很直接地预见到颏部前移后的软组织形态(见第 6 章)。

在低角、深覆𬌗的病例中,如果手术矫正了

下颌后预测有颏部前突,则可能需要进行后退颏成形术。单独而言,它往往会导致下嘴唇形状不佳(见下文),我们的团队通常不会执行此操作,但如果与面下份垂直高度增加结合使用,可能会产生令人满意的结果。在短面患者中,纠正下颌平面角度也有助于通过将颏部向下和向后旋转减少术后前突的发生(见第 3.3.3 节)。

调整面下份的高度

如果能够预测到在 Le Fort Ⅰ 型骨切开术后,面下份高度不足或过高,则可能需要通过颏成形术增加或者减少面下份的高度,以达到正确的垂直面部比例。这也使下唇长度和面下份高度的比例正常化。

改善下唇弧度

正颌治疗的其中一个美学特征应该是颏唇沟或下唇弧度(见图 2.5)。正颌术后下唇的形状和嘴唇的动度与下切牙的倾斜、下前面部高度及下颌正中联合的突度密切相关。因此,如上文所述,将颏部或下颌骨置于其正确的前后和垂直位置,才能形成正常的嘴唇弧度和动度。手术前正畸时精心设计的下切牙去代偿也能够改善曲率或下唇。

掩盖下颌骨不对称

在某些情况下,我们必须接受轻微的下颌骨不对称作为手术计划的一部分,并且可能需要加以掩饰以优化整体美学效果(见第 3.3.2 节)。在这种情况下,滑行的颏成形术可以用来调整颏点的位置。如果颏成形术已经作为手术计划的一部分,这种方法是调整颏点前后或垂直方向的位置的一种简单的方式。

3.4　最终的手术设计

根据预定的治疗计划,大多数患者都需要进行术前正畸治疗。当正畸准备完成后,患者需要再次面诊来制订最终手术计划。在此阶段,必须重新评估患者的牙颌面畸形,并确保充分考虑到他们的诉求。

3.4.1　最终手术设计的步骤

最终的设计步骤如下:

1. 为最佳的面部美学效果设计所需的软组织变化。

2. 计划所需的外科手术必须要能够:

- 产生所需的软组织变化。
- 把牙齿放在最美观的位置。
- 实现最佳的咬合关系。

3.4.2　照片——头影测量片的预测

在本阶段,必须通过照片——头影测量或者三维虚拟设计来实现:

- 协助规划下颌移动的幅度。在患者面临单颌或者双颌手术的选择或上下颌骨移动的比例难以确定的时候,这项操作显得尤为重要。
- 帮助决定是否需要进行颏成形术来改善外形平衡。
- 为患者提供术后软组织变化的模拟图。

3.4.3　模型外科

下一个阶段是技术上的手术规划,理想条件下是在正颌𬒆架上来进行(见第 5 章)。重要的是模型外科和照片——头影测量预测要匹配得很好,以确保手术中颌骨移动后可以使患者同时获得良好咬合关系和协调的侧貌轮廓。

对于需要纠正面部不对称的病例,在基于 CBCT 重建的颅骨模型上进行的骨组织三维设计非常有用,本书第 5 章描述了相关方法。

3.5　总结(图 3.8)

- 外科正畸联合治疗计划包括三个基本步骤:
  - 满足所需的颌面美学变化。

○ 确定产生这些美学变化所需的颌骨移动距离和方向。

○ 制订术前正畸计划,纠正咬合不协调,从而获得所需的颌骨移动。

• 反向施行治疗计划,手术前正畸移动牙齿的量决定了如果想要达到理想的美学效果,所要施行的手术的大小。

• 牙-颌骨术前计划有四个关键内容:

○ 上切牙和上颌骨的位置。

○ 咬𬌗关系和下颌骨的位置。

○ 上下颌骨复合体的旋转。

○ 颏部的位置。

• 应设计切牙的去代偿来实现所需要的覆盖和覆𬌗,允许颌骨调整前后向的位置。

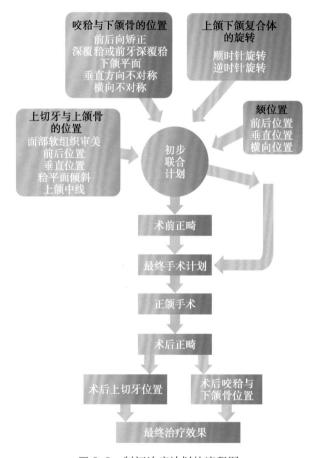

图 3.8 制订治疗计划的流程图

• 手术计划在最初阶段只能是临时的,因为很难预测正畸医师移动牙齿的准确程度。

• 只有在术前正畸完成且最终牙齿位置已知后,才能执行最终手术计划。

3.6 参考文献

Proffit W.R., White R.P. and Sarver D.M. (2002) *Contemporary Treatment of Dentofacial Deformity*. St. Louis, Mosby.

第 4 章　正畸治疗的作用

学习重点

- 了解正颌患者术前正畸治疗的适应证
- 理解术前正畸治疗的目标
- 了解术前正畸治疗的范围和局限性
- 理解在围手术期正畸矫治器的作用
- 了解术后愈合期阶段正畸治疗的范围和局限性
- 理解术后正畸治疗的目标
- 了解手术优先正颌外科治疗方法的利与弊
- 了解无辅助正畸的手术方法可能的适应证
- 了解正颌患者正畸治疗的常见并发症

4.1　简介

正畸治疗是现代正颌治疗的重要组成部分。在大多数情况下,要获得满意的手术后咬合,需要使用正畸固定矫治器,以达到最佳的牙弓协调和牙间交错关系。如第 3 章所述,颌骨手术矫正的水平在很大程度上是取决于前牙覆盖的大小(覆盖及反覆盖),而覆盖的大小通常需要小心有计划地进行前牙去代偿来调整。当然,颌骨手术矫正的稳定性还应辅以良好的牙间交错的咬合关系。

虽然许多患者因关注面容的美观而寻求正颌手术治疗,但在这其中的很大一部分患者同时对他们的牙齿的外观也不满意。牙齿美观是整体治疗结果中不可或缺的一部分,现在我们能通过现代正畸固定矫治器治疗获得整齐的牙列来实现。

一般我们分三个阶段考虑正畸的作用:术前(术前正畸治疗);临手术前和术中(围手术期正畸治疗);手术后(术后正畸治疗)。

4.2   术前正畸治疗

参照患者的面诊情况以及诊断记录,正畸医师应当在三维方向仔细设计出患者手术所需的牙齿移动量。正畸治疗的计划应当易于参照,并在治疗过程中对其仔细记录。

4.2.1   影响切牙去代偿的因素

大多数正颌手术患者由于颌骨间发育不平衡而产生一定程度的切牙代偿(见第2章)。消除这些代偿是术前正畸治疗的主要目的之一。术前正畸牙齿的移动取决于不同类型的错𬌗畸形。安氏Ⅱ类,1分类错𬌗畸形患者需内收前倾的下前牙,与之相反,在安氏Ⅲ错𬌗畸形中下前牙则需要向外拉出。在上颌牙弓,切牙通常需要与下颌切牙的移动方向相反。值得注意的是,安氏Ⅱ类,2分类错𬌗患者是个例外,

他们的上颌切牙是腭倾的,需要向外拉出。

前牙的完全去代偿是指将其倾斜度矫正到符合各自的头影测量标准的程度,通常情况下这都是适用的。然而,正如第3章所述,在某些情况下部分去代偿是可取的,但这必须在计划阶段就达成共识,以便正畸医师有明确的目标。影响切牙去代偿的主要因素有:

- 牙列拥挤程度和牙齿间的间隙。
- 以往的拔牙经历。
- 软组织阻力。
- 颌骨需要移动的量。
- 下颌平面角。
- 上颌手术的类型。
- 预期的咬合关系。
- 限制因素。

牙列拥挤程度和牙齿间的间隙

牙列拥挤的程度和牙齿间的间隙可用于前牙的向外拉出。图4.1显示了在Ⅲ类错𬌗畸形病例中,下前牙舌倾时,下颌牙列拥挤在很大程度上有助于去代偿。相反,在Ⅱ类错𬌗畸形病例中,下前牙是唇倾的,牙弓内没有间隙,需要拔牙才能内收前牙去代偿(图4.2)。由于这些原因,理想的去代偿量并不总是容易达到的。

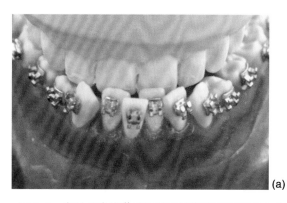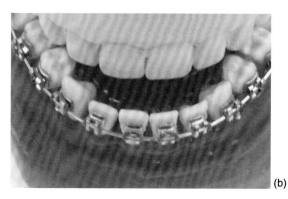

(a)   (b)

图4.1   安氏Ⅲ类错𬌗畸形正颌操作训练模型显示:(a)代偿呈现拥挤的下前牙。(b)前牙外倾(去代偿)后牙列的效果

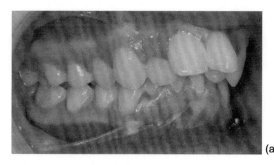
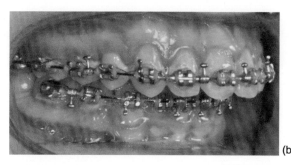

图 4.2　安氏 Ⅱ 类错殆畸形患者。(a)下前牙唇倾,轻度拥挤,无内收切牙空间。(b)拔除前磨牙给下前牙去代偿提供条件

在安氏 Ⅲ 类患者中,下切牙唇向移动的量可以根据牙列拥挤的程度进行预估。一般来说,每 1mm 的牙弓拥挤可以提供 0.5mm 的中线处切缘的唇向移动量。同样,在安氏 Ⅱ 类错殆病例中,下前牙需要内收,每 1mm 的牙弓内间隙能够提供 0.5mm 的舌向移动量。

以往的拔牙

无论是上颌还是下颌牙列,以往的拔牙都可能给去代偿造成麻烦。例如在安氏 Ⅱ 类错殆畸形案例中,如图 4.3 所示,患者下前牙唇倾,但是由于早期的正畸治疗已拔除下颌第一前磨牙,试图内收下前牙去代偿就变得很困难,而再继续拔牙也不是一个合理的方案。另外,如图 4.4 所示,严重的安氏 Ⅲ 类错殆畸形患者,因为

双侧下颌前磨牙早失,伴随下唇段极度后缩。如果没有重新打开足够的空间放置修复体,下颌牙弓中的间隙会使下前牙向外侧拉出,使得去代偿很困难。

软组织阻力

牙齿必须是在牙周软组织中移动,这样软组织即下唇和舌对下前牙的拉出和内收就形成了阻力。这个问题可能会随着上下颌骨的差异的严重程度而增加,在安氏 Ⅱ 类错殆畸形病例中,下唇的肌肉张力也起到重要作用。牙槽骨也会造成一定的阻力,在处于非生长期的患者中,牙槽骨的改造可塑性有限。正畸医师需要仔细选择支抗,以确保下颌牙列的拥挤或间隙有效地转化为计划的切牙移动量。

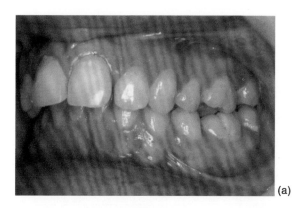
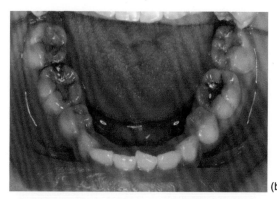

图 4.3　安氏 Ⅱ 类错殆畸形。(a)下前牙代偿唇倾,先前已缺失下颌第一前磨牙,且(b)间隙已完全关闭

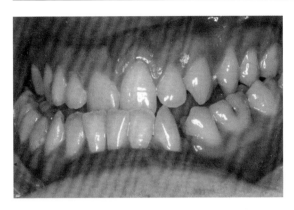

图 4.4　安氏Ⅲ类错𬌗畸形患者下颌第一前磨牙发生严重的下前牙舌倾代偿，双侧下颌前磨牙均已脱落，仅留下残余空间

颌骨需要移动的量

如第 3 章介绍的，术前正畸一个重要作用就是提供条件使得手术能够实现理想的颌骨移动。而这些是通过使Ⅱ类错𬌗畸形患者形成过度深覆盖、Ⅲ类错𬌗畸形患者形成反覆盖完成的。如果切牙不能够充分地去代偿，在术后患者仍会有一部分颌骨的不协调无法矫正。同样的，过度去代偿则会引起颌骨的过矫正。所以说，制订一个"目标覆盖（反覆盖）度"对正畸医师而言是有帮助的，但是如果这难以实现，最好是让患者回到初诊医师那里，重新确定治疗目标。

下颌平面角

对于那些术后下颌平面角（到 Frankfort 平面或者水平参考平面）预测会超出正常范围的患者，应调整他们的下切牙的倾斜度，使其与下颌平面角相加接近 120°（见第 2 章、第 3 章及图 3.5）。

上颌手术类型

假定选择不同的手术计划，上颌采用不同的上抬或通过植骨下降方式，上切牙的倾斜度也会随之改变。例如上颌上抬的位置靠后，那么上切牙相对于 Frankfort 平面（或水平参考平面）则会向口内倾斜。这就需要改变拔牙的方案来补偿内倾，或者提高正畸弓丝的整体扭矩（见第 3 章）。

预期的咬合关系

上切牙的倾斜度直接影响了正颌患者术后唇颊侧的咬合关系，因为唇倾的切牙相对于内倾或者垂直的切牙占据更多的空间。在安氏Ⅱ类错𬌗畸形病例中，咬合去代偿不全会导致把切牙处于安氏Ⅰ类关系检查模型时，磨牙却处于安氏Ⅱ类关系（图 4.5）。在安氏Ⅲ类错𬌗畸形患者中，则会出现相反的情况，尽管轻微的切牙代偿水平通常不会造成不良的咬合。

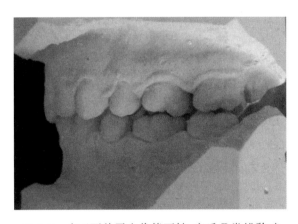

图 4.5　由于下前牙去代偿不够，安氏Ⅱ类错𬌗畸形患者在下颌前徙术后，后牙仍是安氏Ⅱ类关系

矫正牙齿的扭矩和倾斜度对于获得理想咬合都是非常重要的，同时正畸医师也必须清楚牙齿大小的差异。最常见的是，过小的上颌侧切牙可能导致后牙安氏Ⅱ类关系，所以是接受这种咬合状态，还是在侧切牙周围留下足够的矫正间隙，正畸医师必须慎重抉择。

限制因素

如第 3 章所述，充分认识每个患者前牙去代偿的范围和局限是非常重要的，这些应该在正畸过程中向患者充分说明。去代偿不仅仅是简单地达到头影测量中"正常的"前牙倾斜度，因为这对特定患者来说可能不一定合适，也有可能无法实现。

4.2.2 前牙去代偿的控制

上、下切牙的倾斜度可通过下列方法控制，以达到预期的去代偿程度：

- 减数拔牙。
- 使用正畸托槽弓丝。
- 生物力学技术。

减数拔牙

对于代偿引起的切牙重度外倾，通常需要拔牙来内收唇倾的牙齿到理想的位置。通常情况下，减数拔牙适用于安氏Ⅱ类患者的下切牙的唇倾和安氏Ⅲ类患者的上切牙唇倾的去代偿。一般而言，拔牙的位置越靠牙弓前方，那么切牙获取的内收量也就越大。例如，第一前磨牙的拔除通常比第二前磨牙的拔除可以获得更大的去代偿量。

使用正畸托槽弓丝

预调整的方丝弓固定矫治器（直丝弓）在个性化托槽内预置了定制的第一序列（内收-外展），第二序列（倾斜）和第三序列（扭矩）。托槽中"扭矩"的量决定了前牙的倾度，因此在术前正畸过程中提供了去代偿量。不同的矫治器预置了不同的上下颌前牙扭矩，或多或少对去代偿有所帮助。

MBT™ 方案。MBT™ 方案是目前最常用的一种方案。下切牙托槽的负扭矩和上切牙托槽的增大扭矩主要用于安氏Ⅱ类𬌗正畸掩饰性治疗中保存支抗。这种方案适用于安氏Ⅱ类𬌗病例的术前正畸，在这期间，正畸医师需要内收下切牙并维持大程度的深覆盖。然而，因为限制了下切牙的外展而维持上切牙的外展，并不

适用于安氏Ⅲ类𬌗病例。

个性化调整。虽然一些正畸医师可能会选择定制的方案，以确保托槽在所有情况下都符合他们的治疗目标，但也有可能做出某些调整，以帮助解决其中的一些问题。例如，通过反转下切牙托槽的扭矩值从−6°到+6°，来达到在几乎没有拥挤度的情况下前倾安氏Ⅲ类错𬌗患者的下切牙的目的（图4.6）。此外，在不锈钢方丝弓中加入第三序列弯曲可以调整切牙的倾斜度。

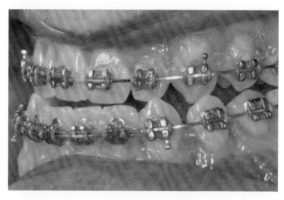

图4.6 在这个安氏Ⅲ类错𬌗畸形病例中，下前牙并不拥挤，下颌 MBT™ 切牙托槽通过逆转舌向 6°牙冠扭矩到唇向 6°牙冠扭矩来实现切牙的外倾

生物力学技术

除了拔牙方案和矫治器方案外，正畸医师还可以利用大量的牙弓内外的生物力学技术来控制切牙的位置：

牙弓内力学作用。横腭弓等支抗增强器件可以增加对上颌后牙不合理的近中向运动的抵抗力。它们通过保持磨牙间的宽度来发挥作用。而 Nance 弓还与腭穹窿前份黏膜相结合从而进一步增强作用（图4.7）。

临时支抗装置（temporary anchorage device，TAD）是放置在牙槽骨的小型螺钉，用于提供产生牵引力的稳定支抗点。它们可以放置在第一磨牙和第二前磨牙的颊、腭侧来增强横腭弓。对于牙齿的近-远中向和垂直向移动，TAD 可以提供直接或间接支抗作用（图4.8）。

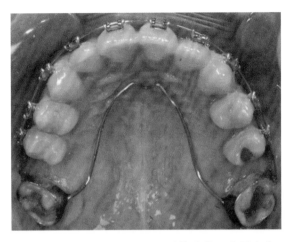

图 4.7   一例 Nance 弓用于通过拔除第一磨牙来内收上切牙的安氏 Ⅲ 类错𬌗患者的例子。以丙烯酸按扣来连接前份腭穹窿，抵抗倾斜并保持后牙间的宽度，从而增强第二磨牙的支抗作用

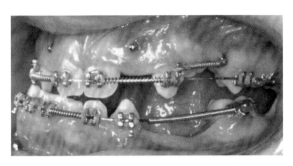

图 4.8   患者牙齿发育不全，需要插入大量的小型骨钉或者临时支抗装置（TAD）到相应位置，这样才能够为牙齿移动提供绝对支抗（感谢 Dr Lucy Chung 提供资料）

牙弓间力学作用。牙弓间的橡皮圈可以用来牵引上下颌的固定矫治器。只要戴用橡皮圈的患者具有良好的依从性，在支抗不再有效时，仍然能够对深覆盖或者反覆盖进行少量调节。图 4.9 展示了一个安氏 Ⅱ 类错𬌗畸形病例。因

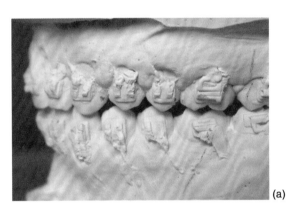

(a)

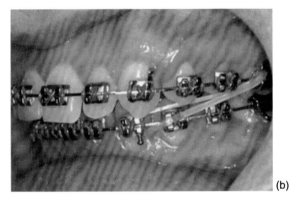

(b)

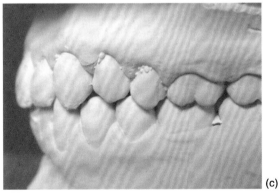

(c)

图 4.9   （a）上图用于安氏 Ⅱ 类错𬌗患者术前正畸的检查模型展示了由于切牙去代偿不充分，术后后牙关系仍为安氏 Ⅱ 类关系的情况。（b）使用安氏 Ⅲ 颌间弹性牵引，通过回收下切牙前倾上切牙来使得牙关系最终能达到后牙 Ⅰ 类关系（c）

为去代偿不充分,术前正畸时第一套检查模型没有理想的咬合关系。正畸医师使用安氏Ⅲ类橡皮圈来调节切牙的倾斜度,使得后牙的牙间交错关系能够得到改善。

4.2.3　垂直向的牙齿移动

患有严重的颌骨垂直向发育失调的患者通常会有逐步加重的 Spee 曲线。在前牙开𬌗的患者,这种情况会出现在上颌牙列,而在前牙深覆𬌗的患者,则主要影响其下颌牙列(见第 2 章)。对于正颌患者来说,排齐牙列以获得最佳的咬合关系应是一个重要治疗目标。在规划术前正畸治疗时,必须考虑下列因素。

正畸力学的局限性

通过正畸矫治器仅移动牙齿来获得咬合平衡,矫正严重变化的牙弓曲线几乎是不可能的,尤其是已经错过生长发育期的患者。在深覆𬌗患者的下颌牙列中,有可能是由于咬合力量过大而阻止了下颌磨牙的萌出,而这种磨牙伸长通常引起覆𬌗变浅。

在必须进行术前调整咬合平衡的患者(如下文中"面前下份高度"部分),早期采用多功能正畸弓丝,制作磨牙后倾曲绕过双尖牙对切牙施加压低的力量,可能会比较有效。如果需要持续发挥这种作用,可以采用反曲镍钛合金弓丝施以持续的力量。

稳定性

在前牙开𬌗伴有上牙弓曲线加深的病例,正畸矫治在一定程度上会使切牙伸长但是有可能在术后会复发。在这种情况下,术前矫治的方法主要有两种:

1. 在术前阶段保持原有牙弓曲线不变,并通过术中上抬上颌后份造成后牙开𬌗。这种开𬌗状态可以通过术后正畸伸长后牙来关闭。

2. 利用分段正畸机制,在不同的水平分别

排齐牙弓前份和后份,然后再行分块手术校平牙弓(图 4.10)。

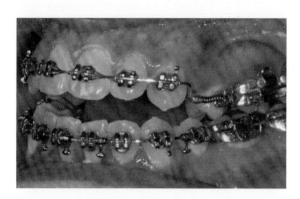

图 4.10　患者计划接受上颌分块手术来校平过深的 Spee 曲线。弓丝上的台阶曲可以避免上前牙因正畸受力而前突

有一些因素影响到正畸医师决定采用哪种技术,包括:

- **Spee 曲线:**如果 Spee 曲线过深,上颌骨后份上抬的量可能无法完全关闭前牙开𬌗,除非通过分块的手术方法来解决,这种情况在那些不用延长上颌前份的病例尤为突出。而术后正畸关闭较大的开𬌗也是困难的。

- **与分块手术相关的风险:**分块手术以后,切口周围的牙周骨支持和牙龈附着都有可能丧失,这对牙齿健康和美观都有影响。有时,会由于某个骨块血液供应的缺失而导致骨坏死。因为这些风险,有些术者可能不愿意采用分块手术的方法,而是要求正畸医师术前术后尽量校平牙弓曲线。

前份面下 1/3 高度

有很多方法来处理严重深覆𬌗以及加深的 Spee 曲线的患者,方法的选择就取决于需要对前份面下 1/3 高度改变的程度和临床医生的偏好。

1. 维持原有的 Spee 曲线,保持术前正畸结束时,下切牙的垂直位置不变。为此,在安放

正畸弓丝时,为避免不必要的校平,有必要将曲线预弯至弓丝内。下颌前移手术会伴随着下颌切牙切缘的下移和相应的前份面下 1/3 之一的增加。正颌手术可能会造成侧方开𬌗,上下颌牙接触仅限于切牙和末端的磨牙(图 4.11)。这就是通常所说的"三点着陆",需要术后正畸来关闭剩余的开𬌗(详见后文)。

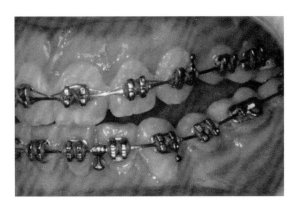

图 4.11　患者术前正畸保留了下颌的 Spee 曲线,在术后则形成"三点着陆",目的是增加面下三分之一高度

　　2. 正畸医师术前应尽可能完全地校平 Spee 曲线。理论上,这种方法的缺点就是在校平的过程中,下切牙在一定程度上会压低。反过来,这也会限制通过手术获得的前份面下 1/3 高度的增加。因为需要花更多的时间来整平牙弓,术后正畸花费的时间也随之增加,特别是重度深覆𬌗的病例。

　　3. 采用分段正畸的方法各自整平前段和后段牙弓,然后再利用分块手术方式来调平牙弓。这就需要进行前份下颌骨截骨来降低下切牙(见第 7 章)。如果采用根尖下截骨的方式,下颌骨前徙术对面下 1/3 高度影响很小甚至没有影响。如果采用下颌体截骨术,那么在下降颏部的同时,也会整平𬌗曲线。

　　选用的方法必须能使面下 1/3 获得理想的效果,同时也要尽量让手术简单且正畸治疗的时间最短。

4.2.4　横向的牙齿移动

牙弓宽度不协调

　　牙弓前后向和垂直向比例失调的患者通常其牙弓横向也是不协调的;最常见的问题是上颌牙弓狭窄。这有可能原本就是小上颌畸形,最常见于骨性Ⅲ类错𬌗,也有可能继发于骨性Ⅱ类颌骨畸形,这种情况下会出现较宽的上颌后牙弓与较窄的下颌前牙弓(见第 2 章)。

　　在设计术前正畸方案时,在研究模型上手动调整咬合到预期的术后Ⅰ类咬合关系,评估牙弓横向的各种问题是很重要的内容(图 4.12)。通过测量,可以得到模型与理想牙弓磨牙间宽度之间的差距。安氏Ⅲ类病例的下颌缩窄,其下颌牙弓的宽度也需要做出一些调整。安氏Ⅱ类第 2 分类的病例中,如果存在下颌牙弓缩窄的情况,也需要术前正畸来扩宽。在处理牙弓横向不协调的过程中需要考虑以下因素:

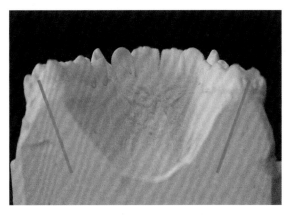

图 4.12　上颌研究模型的横断面照。蓝线代表牙根的长轴方向,其表明牙根颊倾

　　咬合关系:在安氏Ⅲ类错𬌗畸形病例中,常会出现后牙反𬌗。这种情况下,尽管牙弓扩张的量符合正畸牙移动的范围,但是因为后牙的反锁𬌗,要进行较大程度的扩展上颌牙弓是非常困难的。只有当安氏Ⅲ类错𬌗畸形患者的𬌗干扰被消除后,术后正畸扩展上颌牙弓才比较

容易实现。

正畸力学的局限性：使用正畸矫治器打开牙弓主要是在牙槽突范围内通过倾斜牙齿来实现，这种调整的范围通常限于磨牙间几毫米的距离。如果是较严重的骨性横向差异，仅仅通过正畸的方法来扩张不大可能获得令人满意的结果。然而，单个患者的正畸扩张的局限性取决于许多因素，包括上颌后牙横向代偿的程度。如果磨牙垂直于颌骨，是有利于牙弓扩张的。但是如果有严重的代偿，进一步尝试扩张牙弓则会导致磨牙的过度颊倾。在这种情况下，磨牙的腭侧牙尖可能下垂并造成𬌗干扰，这样的牙弓扩张是不稳定的。

如果牙弓横向失调严重，超出了仅用正畸牙移动的矫正范围，可能需要考虑其他扩张牙弓方法或者接受手术后反𬌗状态。如果上颌牙弓确实需要更大程度地扩张，那么就必须仔细衡量其他各种扩弓技术的风险和潜在的优点。

上颌快速扩弓（Rapid maxillary expansion，RME）：上颌快速扩弓（无手术辅助）是使用帽或者带环，并包含扩张螺钉的矫治器（图 4.13）来分离腭中缝，这需要患者每天旋转扩张螺钉并且需要保持几个星期。通常正颌患者已完成面部的生长发育，因此这个时候他们起码处于青春期的中后期。传统的 RME 仅限于 16 岁及

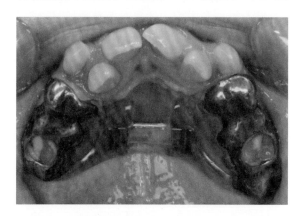

图 4.13　戴帽设计的银合金基底 RME 矫治器，使用玻璃离子粘接在牙齿表面。图中的旋转螺钉已完全旋开

以下的患者，超过这个年龄其腭中缝难以分离。另外也有文献报道，尽管有增加颊侧牙龈退缩等并发症的趋势，RME 在成年人中也有实施。

无论是什么年龄，常规操作过程中必须注意一些腭中缝分离成功的关键信号，比如扩张的低阻力、中线的牙间隙以及在咬合影像片上能看到中线的缝等，这些都是有效扩张的重要指标。同样还应密切监测上颌后牙牙根在牙槽骨中的突度和龈附着水平。

RME 的可能优点有：

1. 因为骨性作用扩大了腭中缝，相比正畸弓丝和四环扩张矫治器，RME 可以更大程度地扩弓。

2. 因为扩张主要发生在颌骨水平，磨牙的过度倾斜减少了。

3. 最终有新骨长入扩大的腭中缝中，稳定性增加。

这些益处还不是很明确。在骨骼水平上，RME 的结果仍显示存在多种可能性和不可预测性，甚至在年轻的患者中也是如此。然而，它仍然是一种矫正横向颌骨不足的直接而相对无创的技术，并且它和传统正畸矫治器相比略有优势。

手术辅助上颌快速扩弓（Surgically Assisted Rapid Maxillary Expansion，SARME）。如果一些患者需要矫治的上颌横向发育不足过于严重，超出了传统 RME 的能力范围，或者患者本身并不适合 RME，则他们可以有以下两种选择：

1. 作为单独的一个治疗步骤来扩宽上颌骨（见第 7 章）。

2. 选择 SARME 手术。SARME 通过手术分离腭中缝、切断翼上颌缝及上颌窦侧壁来尽量去除上颌扩弓可能遇到的骨阻力，之后腭部扩弓矫治器的使用与传统 RME 相似（图 4.14）。如果矫治器是在术中安放，它可以设计骨骼支撑，依附腭穹窿进行更直接地加力。SARME 的原理就是通过牵张成骨来扩宽上颌，以得到更大的扩宽量和更好的稳定性。

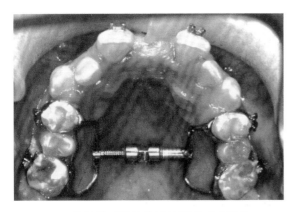

图 4.14   使用带环设计的矫治器的手术辅助 RME（SARME）。可以在图中观察到显著扩张（由 Dr David Morris 提供）

两种技术都有潜在的优点和缺点，支持 SARME 更稳定的证据也比较有限。毫无疑问，SARME 的缺点就是：除了正式的正颌手术，还需要增加一次额外的全麻手术过程。

手术扩宽上颌。当需要使用手术来扩宽上颌骨时，术前正畸的理想目标就是去除上颌后牙的代偿。主要是内收上颌后牙，或者至少避免进一步颊倾，否则术后可能发生不利的牙性复发。

牙列中线偏斜

牙列中线的任何偏斜都应该在手术前进行矫正。然而这在某些情况下却难以实现，因为有些牙移动必须通过拔牙实现，否则难以实现去代偿的主要治疗目标。例如在骨性Ⅲ类错𬌗畸形病例中，为了矫正下颌牙列中线在单侧下颌拔牙，可能造成切牙的过度内收以及反𬌗不足。因此，正畸治疗过程中对中线的矫治的局限性在术前计划中应充分考虑到，这一点非常重要。

4.2.5   分块手术的术前正畸准备

当计划进行分块手术时，正畸医师可以用以下办法来降低医源性损伤风险：

中间腭部劈开

当需要进行腭中部扩宽时，为了方便操作，

手术医师会在中切牙之间劈开一个小的牙间隙。如果正畸医师在术前通过弓丝锁槽将两中切牙的根部充分隔开，就可以避免这个操作。

两部分上颌及根尖下截骨术

颌骨分段整平牙弓的截骨线一般位于尖牙的远中。手术截骨线两侧的牙根尖应该充分隔开分离，这点是非常重要的。改变左右尖牙的托槽，使远中向牙根倾斜变成近中向倾斜可以实现这一目的（见图 9.5.2）。前磨牙的拔除有助于避免切牙过度突出，改善手术入路。

4.2.6   进度控制

在术前正畸治疗的整个过程中，正畸医师必须随时监测进展。传统的方法是通过比对转移𬌗架的检查模型来完成。这种方法可以很容易地评估咬合关系的拟合情况，包括牙齿位置以及𬌗干扰等问题。理想情况下，检查模型应首先在初步排齐后制取，以便在所有三个平面中规划后续的牙齿调整。然后在方丝弓矫治过程中再次重复，直到治疗目标基本完成。最新的模型可用于最终的计划制订。除了实现咬合关系的调整，下颌磨牙间宽度和尖牙间宽度也要随时检查以确保能达到计划中的牙弓大小。

在分块手术前实施分段正畸矫治的病例中，检查模型和术中拔牙也需要被分块，这样它们才能够被调整到正常的咬合。口内影像片同样有助于评估截骨线两侧的牙根的接近程度。

作为术前正畸计划的一部分，覆盖和反覆盖程度应该被密切关注，这一点也很重要。

4.3   围手术期的正畸治疗

4.3.1   手术前固定矫治器的准备

术前正畸治疗的目标得以实现，上下颌不锈钢方丝弓在位后（通常是 0.019'×0.025'），需要注意的是要确保避免手术前这段时间牙齿在最终咬合和手术时发生位移。这点对于手术医师来说尤为重要，因为手术医师需要依赖牙齿的稳定后位置，来保证模型外科的精准性和𬌗板的合适度。最好是将上下颌的托槽结扎牢固，避免在再次开口时形成间隙，同时在术前要保证至少六个星期，弓丝处于被动状态。

在患者行手术前，矫治器都要经过检查和维护。牙弓最远端的附件要保证附着稳定，以免在术中脱落，这一点同样重要。出于这方面的考虑，建议在最后的磨牙使用带环，而不是粘接。如果使用粘接用颊面管，弓丝应该紧紧系在小管后方或者以其他安全的方式固定在托槽的其余部分。

4.3.2　颌间固定

对于大部分患者来说，正畸固定矫治器可以作为一种术中颌间固定（inter-maxillary fixation，IMF）的方法。当中间𬌗板用来将上颌骨定位到一个相对下颌骨新的位置时，单颌手术需要用到一次 IMF，双颌手术则需要用到两次 IMF。在手术中，常见的将橡皮圈或者弓丝固定在矫治器上的方法有两种：

1. 带整体牵引钩的正畸托槽。
2. 通过弓丝弯曲制作的或是焊接在弓丝上的牵引钩。

带整体牵引钩的正畸托槽在术前不用再放置任何附件，可以节省椅旁操作的时间。但是，这种方法在正畸治疗期间可能会对患者维护口腔卫生带来麻烦。一些临床医师认为带整体牵引钩的正畸托槽会使牙周膜承担较大的负荷，因为它们会直接将 IMF 沉重的力量传递到牙齿上，而不是具有更大弹性的弓丝上。笔者的常用方法是在弓丝上挂载游离牵引钩。

没有安装矫治器的手术患者，需要在牙齿上安装其他形式的附件，以方便 IMF 的进行。传统的牙弓夹板安全性较高，条件允许的情况下，可以把传统的牙弓夹板用结扎丝固定在牙齿上（图 4.15）。但也有一些相关的问题：

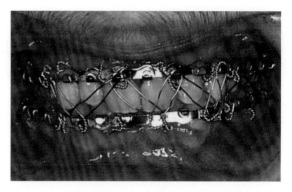

图 4.15　传统预制牙弓夹板病例，在术中使用经牙齿的钢丝结扎

1. 由于需要结扎丝，必须在手术室操作。
2. 结扎丝可能会引起锐器伤。
3. 对于患者来说，术后的结扎丝的去除过程并不舒服。
4. 可能对牙周组织造成创伤。

如果患者有足够数量的健康牙齿作为支持，那么粘接用牙弓夹板是一种不错的替代方法，能够很大程度上消除这些问题。笔者多年来使用 Bauermash® 粘接用牙弓夹板，发现它们在某些特定的情况下，能够有效替代传统的牙弓夹板。有时术中可能发生粘接失败，因此必要时手术医师仍然可以再使用结扎丝结扎固定。如果患者有多个烤瓷修复体而难以粘接成功，那么建议仍使用传统的牙弓夹板。

4.3.3　𬌗板
转移预期的咬合关系

在手术时，新的咬合关系是由终末𬌗板决定的，并且应该能够准确地反映最后的检查模型所定下的咬合关系。理想的咬合关系应该具有良好的牙弓协调性以及牙间交错关系咬合。然而，咬合关系不太理想的情况下，简单地让技工选择"最适合"的牙齿可能会制作出错误的𬌗板。因此在制作𬌗板前，手术医师、正畸医师以及技工在理想的咬合关系上达成一致是非常重要的。虽然存在个人偏好问题，但是在最终的检查模型被送到加工厂前,正确的咬合关系必须要清楚地标记好,或者定位到某些咬痕寄存器上(见第 5 章)。

在给技工指定了正确的咬合关系后,临床团队必须检查𬌗架上的模型手术是否能准确地再现正确的咬合关系。如果没有对每个患者都严格遵守这个流程,不可避免地,总有些𬌗板需要舍弃,这样既浪费时间和资源,同时还给所有相关人员带来了不必要的麻烦。

患者和临床医生的接受度

手术用𬌗板通常在手术时是不可或缺的,因为其能够保证手术正确地实行以及术后获得正确的咬合关系。但是对于术后是否需要将𬌗板保持在原位这一点是有争议的。作者倾向于在手术后的第一周将𬌗板放置在原位,但每个团队的选择均不相同。相关影响因素如下:

- 有人认为,一旦𬌗板在手术中帮助相应上颌下颌正确定位后,就不再被需要,可以被丢弃了。然而很多临床医生发现保留𬌗板至少到术后第一次复查时,能够看到咬合就位。
- 患者常抱怨𬌗板在术后使用起来既不舒服,也不方便。一方面进食比较困难,另一方面口腔清洁也会受到影响。尽管术后已经逐渐恢复,但他们还是难以忍受。
- 上颌手术扩弓完成后,术后即刻阶段仍需要保持。将𬌗板保留在原位就是一种保持方法。

如果倾向于术后保留𬌗板,则医生必须在术前告知患者,当他们醒来时𬌗板会在位,并应给予仔细的口腔卫生指导。

终末𬌗板按惯例是使用金属丝与正畸矫治器结扎固定在口内的。对于患者来说这种设计的缺点是,在术后复查时𬌗板取出困难并且不舒服。可摘式的𬌗板不需要使用金属丝来固定,因此在这方面具有优势,图 4.16 为笔者常规使用的可摘𬌗板。

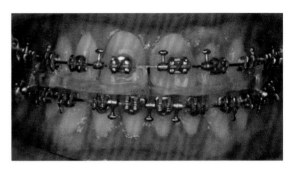

图 4.16 可摘式设计的终末𬌗板,在弓丝上的牵引钩之间挂上橡皮链来保持,并且有三个球端卡环包埋在𬌗板里

4.3.4 术中正畸过程

虽然正畸医师很少需要进手术室,但在某些情况下,正畸矫治器可能需要在术中进行调整和校正。例如,在某些接受分块手术的患者中,就可以将术前正畸时放置的分段弓丝更换为连续弓丝。这样做的好处是患者不需要在截骨手术部位重新调整弓丝,一醒来就已经装上了全厚的方形弓丝。然而,即使在没有连续弓丝的情况下,终末𬌗板也能充分使骨块就位,并且跨术区的托槽排列情况并不总是好到能够使用连续弓丝。所采用的方法主要取决于相关临床医生的个人偏好。

在进行外科上颌扩弓时,牙齿矫正医师在术中可安装粗丝轨道以协助牙齿保持(图 4.17)。这减少了对𬌗板这种扩弓保持装置的依赖,而且术后很早就可以不再保留。

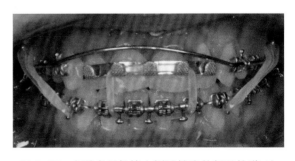

图 4.17 在手术后保持上颌弓扩张的粗丝轨道,这种轨道由 1mm 的不锈钢硬丝制成,插入第一磨牙带的带环上的口外弓管中

4.4　术后正畸治疗

术后正畸的作用是使患者达到预期的咬合关系,并获得整齐的牙列。如果遵循了手术计划,这一阶段应该相对于治疗前阶段较短,并且分三个不同的阶段进行:

- 术后恢复阶段。
- 术后牙齿移动阶段。
- 保持阶段。

4.4.1　术后恢复阶段

在手术刚完成的一段时间,患者都会经历至少几个星期的不舒适并且口内的咬合接触会受到限制,下颌骨截骨术后的患者尤其如此。患者应该进行术后正畸-正颌的联合复查,以便任何并发症如牙关紧闭或者伤口感染等都可以被及时处理。在此期间,维护口腔卫生特别重要。

手术完成后,各个骨段应该就位于计划的位置,不应该出现严重的咬合问题。但是在某些罕见情况下,颌骨位置可能出现严重的错误。这种情况下就需要在术后一到两周将患者带回手术室对切开后的骨段进行再次调整。

检查咬合关系

在患者术后一周复查时,颌间牵引橡皮圈应该保持在位,这样可以使牙齿稳固在预期的咬合关系位置上。在这次复查中,应该移除橡皮圈,并检查咬合质量。如果船板仍然在位,那么下颌牙齿应该能够完全咬在船板上的痕迹上,同时下颌骨没有移位的迹象。如果使用的是可摘船板,那就应该在取出船板后检查患者的咬合关系。当咬合关系准确,不需要对颌骨位置进行较大的调整时,通常可以挂上中等力量的颌间牵引橡皮圈来保持颌骨在正确的位置上(也就是用于下颌骨前徙的 II 类橡皮圈),可

以一直保持到愈合阶段结束。

半坚固内固定

用于现代正颌手术用的钛板钛钉只提供了半坚固内固定,在术后前六周左右的时间内,术区仍有一定程度的延展性。这有两个影响。首先,在软组织环境改变的影响下,手术骨块移动可能会早期复发。其次,通过对正畸矫治器进行牵引,通常可以在一定程度上调控颌骨的位置。较小的咬合关系差异普遍存在,手术刚完成的这一段时间是个关键时期,期间患者需要到联合门诊进行密切复查,这样才能够获得最佳的治疗效果。

牵引的应用

在这些情况下,开始合适的定向并尽早使用加力的弹性牵引尽量恢复预期的咬合关系(图 4.18)。前突式的头帽对于帮助在严重骨性 III 类错𬌗畸形患者完成大移动量的手术后恢复上颌位置有一定作用。如果需要早期调整颌骨位置,那么患者可能需要多次复查就诊,直到达到预期的咬合并且看起来稳定为止。为了获得理想的调整情况,在前几星期需要使用力量大的橡皮圈,一旦达到正确的咬合关系以后,就需要逐渐将橡皮圈的力量减小。如果在大约六周后,咬合关系仍然不正确,则不太可能通过弹性牵引在骨骼水平上进一步改善。

4.4.2　术后牙齿的移动

在最初的愈合阶段结束时,正畸医师应该有可能获得足够的操作径路来进行任何必要的术后矫正牙齿移动。在大多数患者中,口内已经有固定矫治器在位,术中的弓丝应该要去除并修复所有损坏的部分。在那些已经计划好术后正畸的病例中,应该在这个阶段放置矫治器,这样能够使牙齿在空间三维方向上更好地移动。

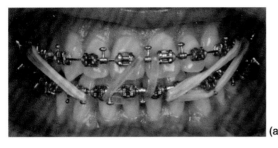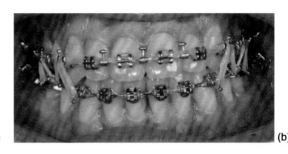

图 4.18 （a）使用不对称的颌间牵引来矫正术后即刻阶段的中线偏斜。（b）三个星期后矫正好的咬合关系

前后方向

尽管术前有去代偿,但是有些患者,特别是严重牙列不齐患者,因为较差的软组织环境,去代偿受到阻碍不能顺利完成。手术后,这种情况应该大大改善,并可能实现在所需的方向上牙齿更多地移动。

所有牙弓上的余留间隙都应该在这个阶段关闭,但是一定要特别注意控制支抗的平衡,这样前后牙才能够稳定在正确的咬合位置上。这个阶段可能还需要再次使用颌间牵引用橡皮圈,但是力量较轻。这主要是为了辅助牙移动而不是产生骨性移位。

垂直方向

如前面所提到的,术前正畸保留原有 Spee 曲线的,在术后就需要整平 Spee 曲线。正颌术中通过上抬上颌后份来关闭前牙开𬌗后,原有的上颌牙弓曲线使两侧牙弓出现开𬌗,这时候需要伸长上颌后牙。在"三点着陆"的情况下,下颌牙弓曲线可能会导致侧方的开𬌗,需要伸长后牙来关闭（图 4.19）。虽然牙齿移动通常是可以实现的,但是在某些情况下很难完成,特别是在某些错𬌗畸形比较严重的病例。另外牙齿移动还需要戴用橡皮圈的患者具有高度的依从性。

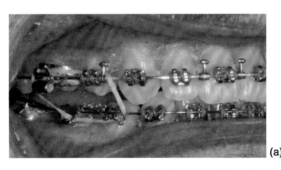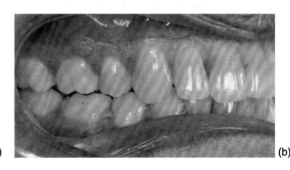

图 4.19 （a）安氏Ⅱ类关系错𬌗畸形患者术后的"三点着陆"侧方开𬌗。（b）侧方开𬌗通过垂直向弹性牵引和再定位附件联合矫治后关闭

横向

手术后需要积极扩大术前由于锁𬌗而无法打开的上颌或下颌牙弓。这一过程中,牙齿的移动量通常只需要几毫米并且可以使用弓丝作为辅助。良好的牙弓协调性一旦建立,就可以通过颌骨矫正所带来的牙尖交错的咬合和改善的软组织环境来促进稳定性。

4.4.3　保持

所有完成辅助性正畸治疗的正颌患者,在

移除正畸矫治器后仍需要一段时间来保持。虽然颌骨的外科矫治带来的变化最明显,然而很多患者也十分注意牙列的外观改变,对咬合问题的复发同样会很失望。一般来说,简单的加压成型的保持器就可以达到保持的目的,但如果患者接受了上颌扩弓手术,则可能需要一个更坚固可靠的保持器。对于所有正畸患者来说,保持器使用的时间是难以预测的。现在普遍的观点是希望患者佩戴尽可能长的时间直到获得理想的牙列对齐状态。在有些情况下,为了保持切牙对齐,使用粘接的弓丝保持器可以减少对可拆卸保持器弓丝的依赖。但是切记它们并不能够很好地维持牙弓的宽度,行上颌扩弓手术的患者应该知晓他们可能不得不经常戴上某种上颌牙弓保持器。

4.5　手术优先的正颌外科

尽管大部分的正颌患者术前正畸和术后正畸都需要进行,也有一些患者可以先行正颌手术,再行术后正畸治疗。这样做的前提条件是仅通过正颌手术就能获得相对合理的咬合关系,但即便如此,我们还是要衡量这种治疗模式的利弊。

4.5.1　优点

面容美观

在很多情况下,术前正畸有个突出的缺点,就是它会使患者的面容比正畸前更糟糕。对于安氏Ⅲ类错𬌗畸形患者尤为严重,去代偿后颌骨的差异更加明显(图4.20)。当有一些患者比较在意这个问题的时候,手术可以先跳过术前正畸,这样在治疗一开始就可以对面容有明显的改善。

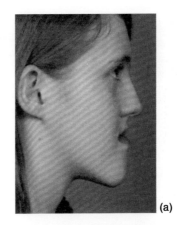
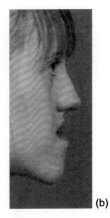

图 4.20　安氏Ⅲ类错𬌗畸形患者正畸治疗前(a)和正畸治疗后(b)照片,下前牙去代偿后表现出更糟糕的面容

牙齿移动的阻力

如前文提到的,术前对前牙去代偿经常要涉及移动牙所需要对抗来自唇和舌的阻力。先手术再行正畸矫治就可以使牙齿所在的软组织环境趋于正常,从而减少了牙齿移动所受到的阻力。

治疗周期

将正畸矫治局限在术后阶段,可以使总的治疗周期缩减,患者可能只需要直接进行正畸排齐即可。这样不仅方便,同时还减少了矫治器带来的医源性损伤的风险。图4.21中展示的患者正畸矫治器仅戴了10个月,如果采用传统的治疗方法,那可能需要18~20个月的治疗时间。

4.5.2　缺点

设计咬合关系

手术最大的缺点就是其产生的新的咬合关系必须能够让前牙的倾斜度在一定程度上得到调整。因此必须要谨慎设计终末𬌗板的位置,让术后正畸有条件调整咬合𬌗关系接近于理想

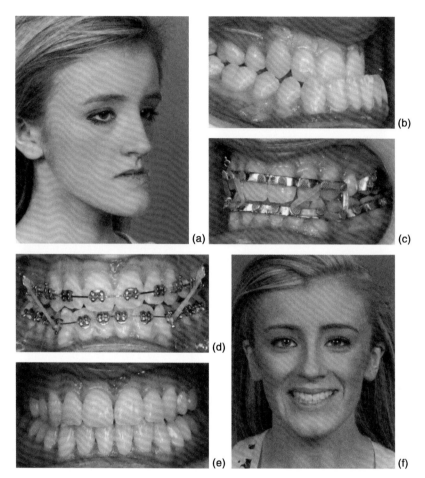

图 4.21   (a)(b)安氏Ⅲ类错𬌗畸形患者,呈现面中份凹陷及下颌前突;(c)先行双颌截骨术(上颌前徙术,颧骨扩大术及下颌后退术)。因为术中没有固定矫治器在位,所以使用 Bauermash® 粘接用弓条行颌间牵引固定,并用于手术刚完成后阶段的引导;(d)在最初的愈合阶段完成后,安放上下颌的固定矫治器,并使用Ⅲ类橡皮圈来辅助控制前牙关系(e,f)获得了满意的咬合效果和美观的面容

咬合。做到这一点并不容易,因为术后切牙和磨牙在牙弓内的准确运动方式是难以预测的,正畸医师通常需要利用颌间弹性牵引来控制支抗,要求患者必须有良好的依从性。

患者的坚定态度

术前正畸治疗的一个好处就是患者有好几个月的时间去思考正颌手术的结果,某些情况下,他们可能会改变主意而只做正畸治疗。如果没有这一段时间,患者可能就没有足够的时间反复考虑手术的问题,再要改变想法时已经接近手术时间,可能会给所有相关人员带来压力与不便。

当然,这也适用于只做正颌手术而不需要正畸治疗的患者。因此对于直接要求做手术的患者而言,知情同意的过程十分重要,应该鼓励患者有一段"冷静"的时间,让患者有更多的时间来消化传递给他们的信息并询问进一步相关的问题。因此疗程中的关键时期有心理医生的指导非常重要。

同样地，那些主要关注手术给他们带来的面部外观变化的患者可能会在计划阶段同意术后正畸治疗的方案，但他们看到手术的结果时可能会拒绝接受这一结果。虽然大多数情况下这样的结果并不是糟糕到无法接受，只是意味着患者可能最终无法获得完美的咬合关系和理想的面部形态。因此，医生应该小心谨慎地在知情同意过程中确保患者明白，术后正畸治疗将是整体治疗计划的一个组成部分。

4.6　不需要正畸的正颌手术

正畸矫治作为整个治疗计划的一部分，虽然对大部分计划做正颌手术的患者都有益，但并不是必不可少的。对于每一个患者都要仔细评估正畸治疗的利与弊。正颌手术患者不需要任何辅助性正畸治疗的原因可能有以下几点：

- 预测的术后咬合关系以及牙弓协调性都足够令人满意，以至于正畸治疗不能带来进一步的改善。
- 前牙的前后向位置合适，不用去代偿也可以进行足量的手术矫正。
- 患者的牙列不完整，不适合放置固定矫治器，但还是可以实现合理的功能性咬合。

4.7　正畸治疗的并发症

正畸固定矫治器有许多风险，在知情同意过程中应让患者充分知晓。它们可分为以下几类：

4.7.1　医源性牙齿损伤
牙齿釉质脱钙
由于正颌患者主要都是成年人，所以固定矫治器导致的牙釉质脱钙风险一般不是很高，

但也有可能发生（图 4.22），特别是在治疗周期较长、存在口腔卫生问题及饮食问题的患者以及有严重龋齿的患者。注意日常口腔卫生的维护，保持口腔清洁可以有效减少这种风险。

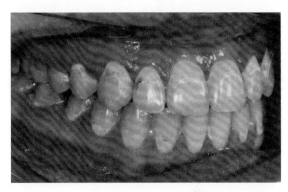

图 4.22　一名正畸正颌联合治疗后发生严重釉质脱钙的患者。由于几次预约失败，整个治疗时间被延长。另外患者在口腔卫生和饮食控制方面做得不是特别好

牙根吸收
由于牙齿的移动，在大部分患者中临床症状并不明显、很少量的牙根吸收是不可避免的。偶尔会有一颗或者多颗牙在治疗结束时发生明显缩短及轻度松动。虽然无法准确预测，但是这最常发生于上颌切牙的倾斜和扭转运动过程中，尤其是当根尖被移动到与骨密质接近时。通常较短且圆钝的牙根发生这种情况的风险更高。

4.7.2　牙周支持组织的丧失

正颌患者通常需要在前后方向或横向扩弓。处于非生长期的患者的牙齿被移动到骨密质时，有骨间开裂的风险继而导致牙龈退缩，这在安氏Ⅲ类错𬌗畸形患者下颌牙外拉过程中最常见（图 4.23），在安氏Ⅱ类 2 分类错𬌗畸形患者外拉上前牙的过程中也会有相似问题出现。在上颌横向扩弓时也会出现这种问题，特别是已经存在牙龈退缩症状的患者。

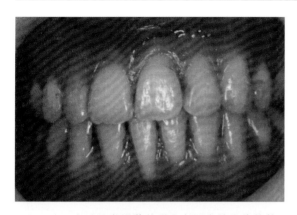

图 4.23　安氏 Ⅲ 类错𬌗畸形患者因术前去代偿使得下中切牙的唇侧牙龈退缩

　　对于有牙周病病史并已经出现牙槽骨水平降低的患者,正畸移动牙齿有进一步加剧牙槽骨损失的风险。因此治疗开始前需要确认活动期的疾病已经得到控制,并且有牙周科医师的评估作为支持。

4.8　总结

- 大多数正颌手术患者因为颌骨发育差异,会继发牙齿代偿,术前正畸的目的就是通过去代偿过程修正这个结果,为手术做准备。
- 前牙去代偿的量决定了手术颌骨移动量的大小,并可能影响患者的手术是进行单颌还是双颌。
- 去代偿过程可能会受到牙弓的拥挤程度、间隙大小、牙周组织的质量以及软组织阻力的影响。

- 前牙去代偿可以通过预制矫治器、不同的拔牙方案以及弓丝的扭矩调整来控制。
- 支抗可以通过颌间弹性牵引、横腭弓以及小的支抗钉来获得。
- 前牙开𬌗的患者通常有加深的 Spee 曲线。如果整平曲线超过了正畸矫治的能力范围,那么应该配合正畸的分段矫正过程,行分块手术。
- 伴有开𬌗的安氏 Ⅱ 类错𬌗畸形患者有下颌 Spee 曲线加深的趋势。在下颌前移手术中,术前正畸最好是能够保持原有曲线,从而增加面下三分之一高度。这也被称为“三点着陆”。
- 上颌牙弓狭窄可以根据其严重程度通过多种不同的扩张方式矫治。包括正畸压平牙齿、RME、SARME 以及手术扩弓。
- 在某些上颌扩张量不足的情况下,不得不接受双侧后牙反𬌗的结果。
- 必要情况下,要使用颌间弹性牵引矫正手术截骨块之间的咬合差异。这通常要维持 6 周左右。
- 临床医生必须清楚固定矫治器可能带来的医源性损伤。良好的口腔卫生情况是正畸正颌联合治疗成功的前提。

4.9　参考文献

Proffit W.R., Fields H.W., Sarver D.M. (2013) *Contemporary Orthodontics, Section IV*, 5th Edition, Elsevier.

第 5 章　正颌手术流程

学习重点

- 了解面弓记录及其解剖学的重要性,了解铰链式牙模在手术预测方面的应用,包括移动量的测量,𬌗板的结构,3D 模型在手术计划中的应用。

5.1　简介

颌面外科医师能根据患者软硬组织的数据,利用解剖式牙模预演和评估制订的手术计划,预测手术结果,从而对牙颌面畸形的患者进行治疗,这种技术称作模型外科。模型外科的关键在于,术中用于重新定位上下颌中间位置和终末位置的𬌗板的构建。

主刀医师需要亲自检查患者,这样才能详细了解患者的情况,比如患者是否露齿及露齿量,咬合是否不足,面形是否对称等。

手术计划制订完成并与患者达成一致后,就需要利用精确的解剖学牙模和患者的临床测量数据进行模型外科。

5.2　临床评估

为了精确地进行模型外科,在制订手术计划时,需要:

1. 治疗计划表(图 5.1)

姓名..　编号........................　会诊医师........................

电话..　年龄........................

是否进行过正畸治疗　是/否

静息时上唇缘到上颌中切牙切缘距离（露齿）　　　　　　........................mms

微笑时上唇缘到上颌中切牙切缘距离　　　　　　　　　　........................mms

上牙列中线是否正常　是/否　　　　　左........mms　　右........mms

下牙列中线是否正常　是/否　　　　　左........mms　　右........mms

颏点是否偏斜　是/否　　　　　　　　左........mms　　右........mms

覆𬌗........mms /覆盖........mms　AOB........mms(中切牙-中切牙)

息止𬌗间隙........mms

咬合偏斜　　是/否　　　　　描述........................

预手术方案

上颌手术　　　是/否

手术级别 Le Fort Ⅰ Ⅱ Ⅲ　　　　上颌分段骨切开术　是/否

....

....

....

下颌手术　　　是/否　　　　手术类型记录

....

....

....

颏部........................　颏成形术　　颧骨　右........　左........

模型　　　　　　　　　是/否　　　面弓　　是/否

模型手术　　　　　　　是/否　　　模型完成日期........................

下颌模型　　　　　　　是/否

模型手术标记　　　　　　请在模型上标记

上颌前牙1/1........................

磨牙6/6........................

下颌........................

....

术前随访日期........................

手术日期........................　　　　签名........................

填写日期........................

图 5.1　治疗计划表

2. 工作印模

3. 殆关系记录

4. 面弓记录（如果需要）

5. 拟行的手术方式

5.2.1　治疗计划表

治疗计划表上应当记录患者准确的个人详细信息和联系方式、软硬组织的测量数据以及牙列中线、颏点、息止殆间隙、覆殆和覆盖的情况，特别要注意的是，患者的某些情况会在就诊前后发生变化，计划表中记录的信息应避免出现混淆。

5.2.2　工作印模

取模者要保证终末印模的质量，不能让印模在托盘中有所松动。可以将托盘翻转过来检查印模是否松动，如果松动就必须重新取模。在取模时需要取到所有的牙齿，但智齿可能会被遗漏或者只有部分存在于印模中。而有些智齿可能存在咬合关系，会影响术中颌骨的重新定位，因此在取模时需要注意智齿的咬合。印模材料可以随意选择，但必须要保证材料能取到准确的印模，如果不能快速获取印模，则必须使用稳定性好的材料，如硅橡胶类材料。印模托盘的选择也很关键，最好选择精细的穿孔金属托盘或专为正畸取模而设计的一次性正畸托盘。牙齿上粘有正畸托槽时，应选择脱位方便的托盘，因为正畸托槽会经常撕裂印模或使印模从托盘上分离，使其无法使用。在这种情况下，必须反复取模，直到印模合格为止。技术人员只有两到三天的时间利用所取印模制作术前的工作模型，因此印模必须符合他们的要求。

小提示：在灌模前，可以将制取的切模的一端倾斜放置在调拌刀的木柄或木块上，这可以防止印模因长时间平放而产生变形及失效（图 5.2）。

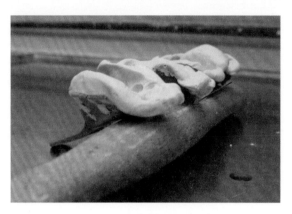

图 5.2　放在木柄上的印模

5.2.3　咬合记录

在临床检查时准确记录患者的咬合关系十分重要，咬合记录的不准确，会导致手术计划和模型手术之间出现差异。因此，需要仔细检查咬合。咬合记录的材料可随意选择，蜡和硅胶类材料是常见的选择。

5.2.4　面弓记录

最后，如果操作者觉得有需要的话，可以进行面弓记录。面弓记录需要经验丰富的人员来操作，因为面弓记录是模型手术的基础，在此阶段的误差会转移到术中殆板上，影响患者最终的手术结果。本章之后会介绍面弓记录的整个过程。

5.3　咬合架和面弓的选择

正颌模型外科在颌面畸形患者的诊断和治疗上发挥重要的作用。过去，颌面外科医师进行模型外科的技术和方法，有些是按照科室或主刀医师的习惯进行，有些是按照上级医师教导的方法进行。而如今，根据医疗政策的规定，所有操作都需要有证据支持，因此如何选择面弓记录和殆架需要文献的支持。目前使用的器械都起源于牙科器械，并不是专门为正颌手术设计的。因此在选择合适的殆架和面弓后，操作者需要改良操作方法来补偿𬌗架和面弓记录的误差。

5.3.1 普通线性𬌗架(简单铰链式𬌗架)

普通线性𬌗架或简单铰链式𬌗架是最基本的𬌗架,牙模在固定后,只能通过一个铰链轴点做开闭动作。这样得到的模型,就只有上下牙的咬合关系,无法记录颅骨解剖特点。这类𬌗架可以运用在以下简单的骨切开术和典型的上颌分段骨切开术中:

1. 无垂直向变化的 Le Fort I 型骨切开术(无上移或下移骨块)。

2. 下颌骨前徙。

3. 下颌骨后移。

4. 根尖下截骨术。

5.3.2 半可调节𬌗架和面弓记录

对于需要进行上下颌手术(双颌手术)来矫正颌面畸形的患者及需要改变上颌垂直向距离的患者,可选用半可调节𬌗架(图 5.3)。这个原则适用于所有双颌手术。半可调节𬌗架可以与面弓记录联合使用,将牙模固定在𬌗架上的同时,进行术前诊断评估。

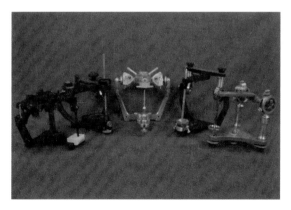

图 5.3 常见的半可调节𬌗架: Denar, KaVo, SAM, Hanau, Dentatus(从左到右)

在联合使用半可调节𬌗架和面弓记录时,需要注意𬌗架和面弓构建的模型的解剖学标志点仅适用于义齿修复,而矫治牙颌面畸形需要的解剖学标志点不同于义齿修复。所以,面弓记录必须准确定位上颌骨相对于颅底的位置,上颌𬌗平面角的角度也必须精确测量。如果无法以最佳精度记录其中任何一个数据,都会导致模型手术的不准确,从而将误差转移到𬌗板,影响术后效果。

5.4 面弓记录

一般来说,面弓记录测得的患者前后向数据都在可接受的精确度范围内,但是面弓记录往往容易高估上颌𬌗面角度,这个问题将在本章后面讨论。

操作者所选择的面弓最好与𬌗架配套使用。就像无论 Dentatus 面弓是否适合 Hanau 咬合架,它们都不该一起使用,反之亦然。根据制造商的不同,解剖参考点也有不同,但是无论如何,用于正颌模型外科的面弓,都必须能够记录三个参照点或参照平面。

5.5 面弓参考点和参考平面

1. 上颌𬌗平面。

2. 外耳道或髁突头。

3. 眶点,鼻翼耳屏面,鼻根点。

我们将介绍两种常用的与半可调节咬合架联合使用的面弓,即均值耳郭式面弓和均值髁突式面弓。

5.5.1 均值耳郭式面弓

外耳郭是耳郭式面弓的第一个解剖参考标志,记录在面弓𬌗叉上的上颌𬌗平面是耳郭式面弓的第二个解剖参考标志(图 5.4a),而第三个参考标志的位置则依据厂商的不同而有所不同,可能是眶点、鼻翼耳屏面及鼻根点三个参考点或平面之一。由于外耳郭易于定位,耳郭式面弓可以进行重复测量,但是外耳郭与下颌畸形矫正及上颌模型在𬌗架上的定位之间的相关性还未得到充分证实。在使用这种类型的面弓时,可以假设髁突头在外耳郭前13mm 的任意位置。这种处理方式适用于对称性畸形的患者,但对于某些颅面畸形的患者,如半侧颜面短小畸形的患者,其髁突头不一定在这种处理方式的相应位置。耳郭式面弓的另一个缺点是𬌗叉的设计。𬌗叉连接在一个可移动

的夹具上,这个夹具在完成咬合记录后会从面弓上拆下来,一个面弓需要配备多个夹具,与无可拆除组件的髁突式面弓相比,提高了成本。并且有文献提到,𬌗叉与面弓分离会将𬌗叉上的误差转移到𬌗架上,是转移上颌牙模最不准确的方法。

5.5.2 均值髁突式面弓

在使用髁突式面弓时(图 5.4b),需要操作者通过触摸髁突头周围的软组织,找到髁突头的中心,并做好标记。

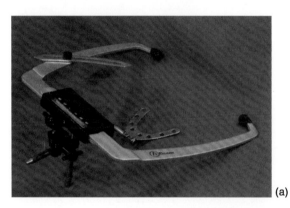

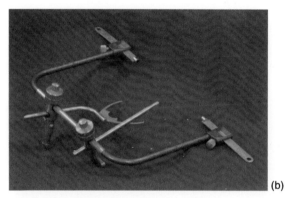

图 5.4 常用的两种面弓:Denar slidematic(a) 和 Dentatus(b)

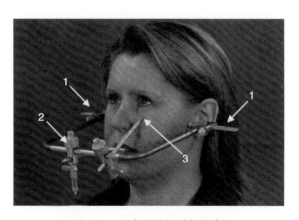

图 5.5 正在面弓记录的患者

在确定好中心点后,安装面弓,调节髁杆(图 5.5),改变面弓宽度,使髁杆在患者两侧对称以定位面弓,然后拧紧𬌗叉和轨道针。

上颌牙模安装到𬌗架上后,要拧紧面弓上的所有螺丝以防止其移动。髁突式面弓能记录与颌面畸形矫正相关的解剖标志点,所以更受操作者的偏爱。

小提示:面弓在不用时应该挂起来(图 5.7),如果随意放置,面弓会出现不易察觉的误差(图 5.6)。

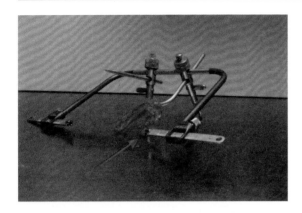

图 5.6   箭头示放在工作台上的咬合叉

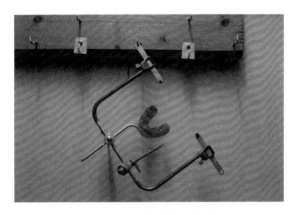

图 5.7   把面弓挂起来以防止误差

5.6   正颌模型外科应用面弓记录的误差

面弓记录的操作方法一般是由制造商提供，用于指导牙模的安装。但是其在解剖学上往往存在着设计缺陷及相应误差，影响模型外科的结果。许多文献都报道过这些误差，并对模型安装技术提出了许多改进的建议。模型外科时，把上下颌牙模从𬌗架上取下来，再重新安装以模拟颌骨的新位置，会导致更加严重的误差。再次提醒，这些装置并不是为正颌模型外科而专门设计的。

和半可调节𬌗架联合使用的面弓会过高估

计上颌𬌗平面夹角角度，造成牙模在模型手术操作过程中无法察觉的误差移动。如果不能准确记录上颌𬌗平面的夹角，会影响模型手术的治疗效果。

图 5.8 是上颌骨在𬌗架上的正确解剖位置的侧位图，垂直线为基准线，穿过上颌中切牙。

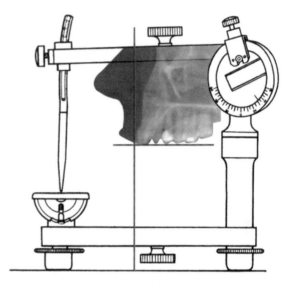

图 5.8   患者上颌骨在咬合架上的解剖位置

图 5.9 是根据制造商的使用说明，通过面弓将上颌牙模安装在𬌗架上的示意图。上颌𬌗面夹角角度明显增加，这样会导致上颌骨在没有前徙的情况下，存在 6mm 的误差。

图 5.10 是上颌牙模重叠于侧位片，在真正的上颌𬌗平面角的基础上前徙了 6mm 的示意图。图 5.10 显示了患者上颌骨解剖的确切位置，牙模超过垂直红线的部分是上颌前徙的误差量，这在模型手术是无法被察觉的。造成这样的误差的原因是在安装牙模到咬合架时增加了咬合平面角，如前所述，这些误差会转移到术中𬌗板，会影响手术效果。

在面弓记录时，不使用常见的商业设备上

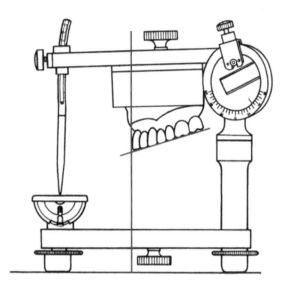

图 5.9　患者上颌牙模根据制造商的使用说明安装到咬合架上的位置

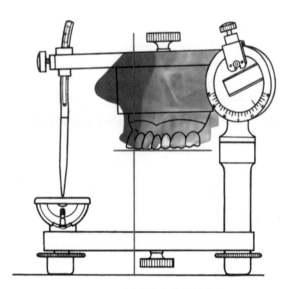

图 5.10　上颌牙模的误差前徙量

的解剖学装置,如轨道针和鼻托等,并使用靶眼水平仪(图 5.11),可以大大降低操作误差。水平仪固定在面弓上以后,可以记录患者头部的自然位置,大大提高牙模转移到殆架上的准确性。

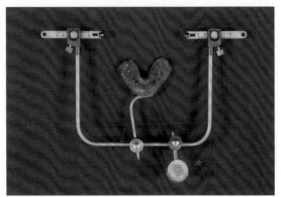

图 5.11　靶眼水平仪替代轨道指针面弓

5.7　靶眼水平仪替代轨道指针

用靶眼水平仪进行面弓记录的过程很简单,所用的时间并不比用制造商提供的方法多。记录过程和前面的描述一样,不同的是靶眼水平仪可以不用轨道指针记录轨道。在使用这种方法记录面弓时,需要患者离全身镜 2 米远坐直,双眼平视前方,然后调试水平仪至正中。这样可以记录患者处于自然头位时上颌咬合平面的角度,提高测量的准确性。

图 5.12 是根据制造商的使用说明,利用面弓将上颌模型安装到咬合架上的示意图。图 5.13 是患者的侧位片,以提供金标准。图 5.14 是利用靶眼水平仪替代轨道指针的面弓,将上

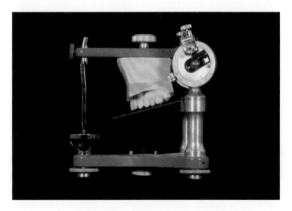

图 5.12　利用面弓安装牙模

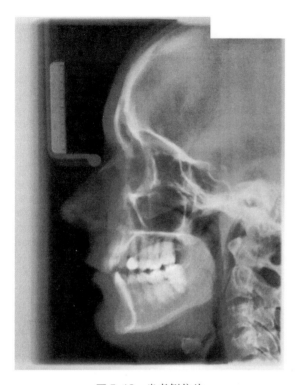

图 5.13　患者侧位片

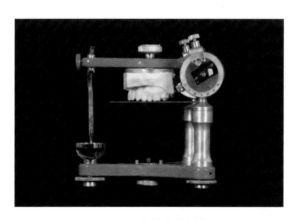

图 5.14　水平安装牙模

颌模型安装到𬌗架上的示意图。利用靶眼水平仪面弓进行面弓记录已经成为科研和临床的研究主题,并且该方法已经被证明能获得更高的解剖精确性。

5.8　正颌𬌗架和面弓

研究表明,面弓记录和牙模固定存在着系统性误差,因此发明专门进行正颌模型手术的面弓和𬌗架势在必行。

5.8.1　面弓

这种新设计的正颌面弓可以调节宽度,有可以在前后向和垂直平面上独立调节的髁杆。前杆上有一个可调节的靶眼水平仪,附有咬合对准叉(图 5.15)。面弓记录的方法与前述方法一致。正颌面弓与传统面弓最主要的操作差异是,它可以不用像可调节 Dentatus 面弓一样,需要调整才能与𬌗架相匹配。正颌面弓能记录髁突不同的高度,在半侧颜面短小畸形的病例中,能够提高测量髁突宽度和患者咬合面倾斜度的准确性。所有上述功能,半可调节𬌗架都不能实现,并且这些功能都有助于正颌模型手术计划的制订。

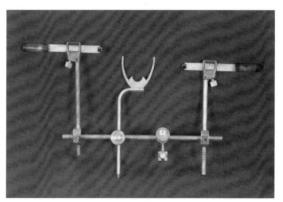

图 5.15　新设计的正颌面弓

5.8.2　𬌗架

正颌面弓可连接在𬌗架的髁突附件上,而𬌗架上的髁突附件可以自由调节宽度和高度,并且能独立设置前后向和高度数值,精确表示不对称的髁突关系。𬌗架的上部附件和基底之

间存在足够的空间,易于安装牙模,而大多数半
可调节𬌗架无法做到这一点。下颌部分被设计
成铰链附件,能更准确地复制解剖结构(图
5.16)。使用正颌𬌗架和面弓可以提高患者正
颌模型手术相关的解剖结构和解剖标志记录的
准确性。研究表明,正颌面弓和𬌗架在对称和
不对称畸形的患者的诊断和治疗中都非常重要
且实用。相关的临床应用和研究请参阅本章末
尾的参考文献。

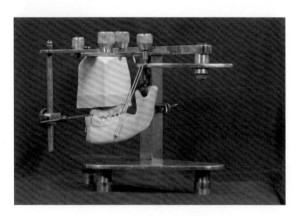

图 5.16　新设计的正颌𬌗架

5.9　模型预备

推荐使用Ⅳ级石膏灌模。这种材料硬度
高且准确性好,在调整终末咬合时能承受牙
模移动的压力。在调拌石膏时,操作者要按
照产品说明调拌,否则会影响牙模的强度和
准确性。

双组分模型树脂也有足够的强度和准确
性,能抵抗相应的应力,并且可以减少𬌗板制造
过程中常见的牙齿断裂问题,是石膏的替代材
料,适用于重建多个𬌗板的情况。

操作者可以修整和复制一些工作模型以提
供一组研究牙模。合格的牙模要能够显示患者
的上下牙列中线,覆盖及覆𬌗程度,并能评估患
者的咬合情况。另外,在某些情况下可以粗略

测量患者面部高度的潜在变化。

工作模型可以通过多种方法进行修整。最
常用的为传统的半圆形修边模型。上颌腭中心
的不利旋转可能会影响翼板的位置,导致上颌
骨在术中不可见和不必要地向后移动。传统的
半圆形修边模型可以检测和防止上颌腭中心的
不利旋转。方形底座的工作模型,可以更加准
确地预测模型手术术中颌骨移动轨迹,方便操
作者观察牙模相对于方形底座的移动偏差(图
5.17)。

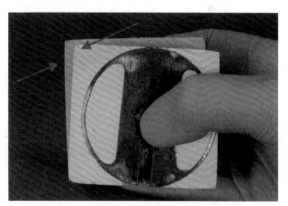

图 5.17　箭头示重定位模型的移动量

5.9.1　铰链模型

操作者选好面弓和𬌗架后,第一步是根据
产品说明将面弓或咬合夹具连接到𬌗架上,然
后,将上颌牙模安装到面弓𬌗叉中并检查其稳
定性。正畸托槽会影响模型的咬合对准。可通
过修整牙模咬合间的接触区域使其稳定,在修
整的过程中,要注意不要移动面弓部件,破坏牙
齿和咬合。

第二步是移动上颌牙模,直到其基底部与
水平面平行,再用工程表面尺在基底部划线,并
用石膏模型修剪刀对其进行修整(图 5.18)。

第三步是使用抗膨胀石膏材料将上颌牙模
固定到𬌗架上臂后拆除面弓,利用咬合蜡片使
下颌牙模对准上颌牙模形成咬合,再使用抗膨

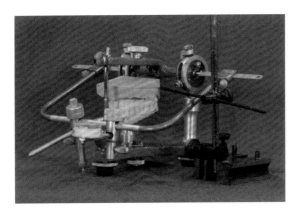

图 5.18 工程表面尺标记牙模

胀石膏材料固定下颌牙模到𬭼架下臂。牙模完成安装后,就可以进行模型手术了。

5.9.2 标记模型

牙模安装到𬭼架上后,就可以开始模型外科了。本章所介绍的模型手术系统已经发展了很长一段时间,并且已被作者有效地实践。许多单位有自己的正颌模型外科的偏好和方法,并且各手术系统都是相似的。本书所介绍的系统的一个优点是能够将牙模返回到起始位置而不需要再次使用面弓,牙模的安装过程能随着治疗计划的改变而改变。

标记模型的第一步是直接在上颌和下颌牙模上标记基准线,也可以通过将牙模返回到起始位置的方法来标记基准线。画出基准线便于测量牙模的移动量。建议用不同的颜色标记不同的位置,模型外科的起始位置用红线表示,中间位置用绿线表示。标记、测量和分析的方法将在下文介绍。

在牙模和固定石膏上标记垂直线和水平线。垂直线和水平线可以测量铰接模型的运动轨迹。在这个阶段,工作模型不用修整(除非进行分段截骨术的模型手术),分离的牙模能精确地重新定位到原始铰接位置,因此保证其能在无需新的工作模型或重新进行的面弓记录的条件下改变治疗计划。最终的治疗计划的预

计保留时间(从第一次手术到完成整个治疗)至少是五年,为保证标记的线条和标记点长期存在,应将其全部刻在石膏上(图 5.19)。牙模和固定的石膏材料上的标记都必须清晰可见,以便操作人员能清楚地记录手术计划和评估手术结果。

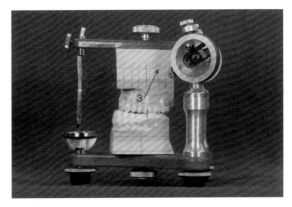

图 5.19 标记在牙模上的模型手术基准线

5.9.3 标记和测量模型的垂直向运动

在上颌模型(1)上划的一条距基部 5mm 的水平线,在固位石膏(2)上距第一条线 10mm 再划一条线,两条线(1+2)之间总共 15mm。修整牙模应限于固位石膏内。一般来说,10mm 的距离足以适应大多数模型运动,但也不是绝对的,不同的操作者可能喜欢不同尺寸的固位石膏。如果在两次的测量间固位石膏上划出的水平线之间的距离不同,则该距离可计算牙模的原始运动。

牙齿的运动测量应从所选定的牙尖或切缘的尖端到固位石膏最上面的水平线间进行(3)。操作者可以将结果划在固位石膏上,这样可以对计划中的垂直运动进行双重检查。

5.9.4 标记和测量模型的前后向运动

在上下颌第一磨牙的颊尖(B)上划线。

之后使用游标卡尺,再次测量上下颌中切牙到𬭼架边缘(A)的距离(图 5.20)。测量结

果刻在模型背面,以备之后参考。操作者可以利用这些测量值评估上颌骨的前徙量和下颌骨的前徙量或者后退量。

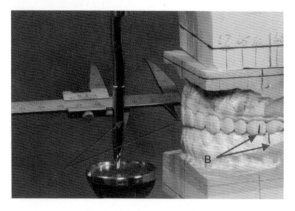

图 5.20　标记 A/P 移动

5.9.5　重定位模型

标记和测量模型的注意事项:

1. 在牙齿水平上获得的测量值比从模型的基底部获得的测量值更准确。牙齿是模型上唯一准确的解剖学结构。在手术计划发生变化时,牙模需能回到起始位置。

2. 避免弧形测量(图 5.22)。当上颌牙模显著前徙时,前突的牙模会诱导操作者弧形移动分规或卡尺,从而产生错误的运动测量值(图 5.21)。

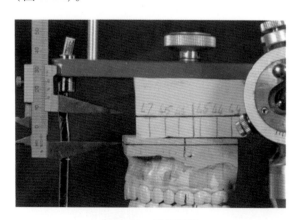

图 5.21　平行测量

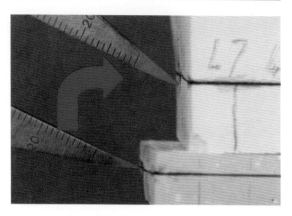

图 5.22　弧形测量

3. 前徙量需从固定点测量到牙列水平面。推荐使用游标卡尺进行测量。操作者可在模型手术开始之前,于上下中切牙和𬌗架之间取一标志点,通过测量计算模型手术前后标志点的移动的差值,得到上颌和下颌在牙列水平的前徙量。

4. 几何运动可能会导致标记异常。在上移上颌骨时,如果上颌后份上移 6mm,上颌前份上移 2mm,则模型两侧的标记线间会出现间隙。这一间隙可能会被操作者误认为仅由上颌前徙所造成,而事实并非如此。在咬合面倾斜的颌骨中份横向矫正时,基准线也会有类似的分离,这不是中心线的旋转造成的,而是牙模的差异运动带来的倾斜纠正所致。

5.9.6　𬌗板

模型手术完成后,就可以制作𬌗板了。𬌗板一般用来在术中重新定位分离的上下颌骨。单颌手术一般需要一个𬌗板来记录终末咬合。双颌手术一般需要两个𬌗板,第一个用于重新定位上颌骨,第二个用于确定终末咬合和定位下颌骨。双颌手术一般是先将上颌骨重移动到术前计划的位置,再根据上颌骨的位置来确定下颌骨的位置。在双颌手术中存在一些特殊情况,比如严重的下颌骨不对称需要先进行下颌手术,再以下颌骨的位置确定上颌骨的位置。

根尖下截骨术可能需要两个以上的𬌗板,第一个𬌗板确定上颌骨位置,第二个𬌗板引导从下颌尖牙间的根尖截骨术,第三个𬌗板引导下颌前徙并确定终末咬合。术中𬌗板较多时,可对术中𬌗板进行颜色编码以避免在手术时混淆。本章采用的颜色编码的习惯为将中间𬌗板涂成乳白色,终末𬌗板不涂色的编码方式。

制造𬌗板的材料多种多样,有自固化丙烯酸树脂、热固化丙烯酸树脂、光固化材料和硅树脂。多数𬌗板有固定𬌗板的附件,比如动力链,可以穿过金属线或夹板的钻孔。图 5.23 是作者首选的终末𬌗板,材料是自固化丙烯酸树脂,𬌗板上有三个夹板,这三个夹板可以将𬌗板连接到患者带有动力链的正畸附件上。这种设计可以方便患者取戴𬌗板进行清洁,改善其口腔卫生环境。

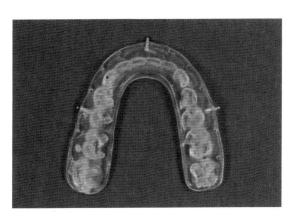

图 5.23　𬌗板

5.10　模型外科最新进展

随着 CT 和 MRI 的发展,我们不仅可以在计算机上查看患者的数据图像,还可以通过快速打印技术制作颅骨模型。目前,大多数外科医师利用侧位头影和牙模来规划正颌外科手术,但对于患者颌骨畸形的信息,比如髁突异常,面中份不对称,颏部畸形,下颌缘和下颌支的协调性等信息都很难从侧位头影和牙模中进行详细了解。快速打印技术能打印患者颌骨和牙列的 3D 模型,可以提高手术计划的准确性,有一定的研究教育价值,并且还将降低面弓使用的难度,适用于存在复杂颅面问题和明显不对称的患者。但是与目前使用的技术相比,快速打印三维颅骨模型价格较贵,需要经验丰富的人员来进行操作。不过目前该技术的成本正在逐渐降低,这将吸引那些大型专业单位的注意。相应的小型单位可以与大型单位合作,以充分利用这项技术,使其更具成本效益。但该技术也存在着局限——不能准确还原牙列。因为金属修复体和正畸托槽会产生条纹假象,并且牙齿本身结构复杂,会产生射束硬化。因此仍需要技术革新来改善 3D 颅骨模型不能准确还原牙列的缺点。

本章将介绍一种改进技术。首先将 3D 颅骨模型的上颌牙槽骨模型置于义齿重衬夹具上(图 5.24),倒入印模材料,对上颌牙槽骨进行印模。材料凝固后,打开夹具并移除 3D 牙槽骨模型,把用患者石膏模型制造的聚乙烯牙板放入夹具顶部印模内的牙列间隙中,再将石膏材料倒入有褶皱表面的牙板内以复制精确的牙列。用冷的固化丙烯酸树脂连接石膏牙列基底和上颌牙槽骨模型,接着重新组装夹具并用螺栓固定,以确保牙列的精准就位并维持其垂直距离。最后打开夹具并移除牙板,转移夹具,将带有石膏牙列的上颌牙槽骨模型重新安装到 3D 颅骨模型上,并用定位板和螺钉固定(图 5.25)。利用该技术进行的模型手术,可以避免目前使用的操作系统中的许多固有错误,提高解剖学精确度,是模型外科技术的重要进步。

本章只是简短介绍了模型外科技术,是多年来许多同事的经验汇总,而不是这种高度复杂操作的明确指南。本章所介绍的技术的细节可在参考文献中进行了解。希望这个简短的介绍能激励读者更深入地了解颌面外科这方面的信息。

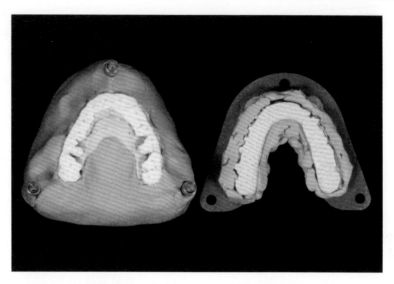

图 5.24　重衬夹具里的上颌模型和印模

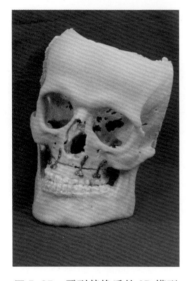

图 5.25　牙列替换后的 3D 模型

特别感谢三位同事在本章编写过程中提供的帮助：来自格拉斯哥南部综合医院颌面外科的 Michael O'Neil 先生，感谢他为我们提供三维软件及相关模型使用的专业知识；来自格拉斯哥南部综合医院颌面外科的 Barbara Thomson 女士，感谢她为我们提供面弓记录相关知识，以及我们的医学摄影师 James Eyland，感谢他为我们准备图像和说明。

5.11　参考文献

Barbenel, J.C., Paul, P.E., Khambay, B.S., Walker, F.S., Moos, K.F. and Ayoub, A.F. (2010) Errors in orthognathic surgery planning: the effect of inaccurate study model orientation. *International Journal of Oral and Maxillofacial Surgery*, **39**, 1103–1108.

Paul, P.E., Barbenel, J.C., Walker, F.S., Khambay, B.S., Moos, K.F. and Ayoub, A.F. (2012) Evaluation of an improved orthognathic articulator system: 1. Accuracy of cast orientation. *International Journal of Oral and Maxillofacial Surgery*, **41**(2), 150–154.

Paul, P.E., Barbenel, J.C., Walker, F.S., Khambay, B.S., Moos, K.F. and Ayoub, A.F. (2012) Evaluation of an improved orthognathic articulator system: 2. Accuracy of occlusal wafers. *International Journal of Oral and Maxillofacial Surgery*, **41**(2), 155–159.

O'Neil, M., Khambay, B., Moos, K.F., Barbenel, J., Walker, F. and Ayoub, A. (2012) Validation of a new method for building a three-dimensional physical model of the skull and dentition. *British Journal of Oral and Maxillofacial Surgery*, **50**(1), 49–54.

Walker, F., Ayoub, A., Moos, K.F. and Barbenel, J. (2008) Face bow and articulator for planning orthognathic surgery: 1 face bow. *British Journal of Oral and Maxillofacial Surgery*, **46**, 567–572.

Walker, F., Ayoub, A., Moos, K.F. and Barbenel, J. (2008) Face bow and articulator for planning orthognathic surgery: 2 articulator. *British Journal of Oral and Maxillofacial Surgery*, **46**, 573–578.

第 6 章 正颌手术的设计与预测

学习重点
- 了解现有的治疗设计与预测方法
- 在日常临床实践中,能够理解并能运用二维设计方案
- 了解二维设计方案的优缺点
- 掌握通过软件产生三维"虚拟患者"的步骤
- 知道手术导航及其在将来正颌外科手术中的潜在应用价值

6.1 简介

　　本章会介绍正颌外科学手术设计与预测的不同方法,阐述三维设计与预测方法,并讨论每种方法的优缺点。本章会详细讲述目前作者团队正在使用的设计预测方法:二维预测软件(computer assisted surgical simulation for orthognathic planning, CASSOS)和三维预测软件(Maxilim)。目前大部分计算机设计程序都用了类似的方法,这将有助于读者把本章所学的知识和技术应用于临床实践中。

6.2 正颌手术的治疗设计

　　正颌外科手术的成功需要精确的外科技术和完善的正畸治疗手段。更重要的是,最终的治疗效果必须符合患者预期的容貌美学提升期望并能够显著改善患者的咬合功能。以患者为

中心的方案制订过程是术前方案拟定的一个重要组成部分,因此为患者提供术后效果的"真实"模拟图也变得很有必要。目前的设计方案采用的是患者的侧位 X 线片和侧貌相片。治疗方案设计的难点在于医生在使牙齿位于理想的 I 类切牙关系位的同时,还要考虑到相应骨组织的位置关系,使患者最终拥有良好的软组织形貌(图 6.1)。

正颌外科手术设计方案应该达到如下目标:

1. 确定最终的术后咬合——即所谓的"模型方案"。

2. 向患者及治疗团队阐述可能的术后面部软组织形貌——即所谓的"软组织形貌预测方案"。

3. 确定手术时骨组织所需的移动量。

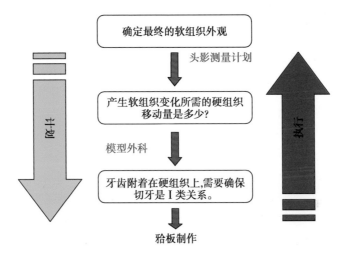

图 6.1　正颌外科手术计划和执行阶段软组织、硬组织和牙齿之间的相互作用。资料来源:Ayoub,A. F. and Khambay,B. (2012) A paradigm shift in the diagnosis and management of dentofacial deformities. *The Saudi Dental Journal*, 24, 121-125. Reproduced with permission of Elsevier.

6.3　治疗设计与预测的方法

6.3.1　模型外科预测

模型外科预测是在研究模型上进行的手术过程的模拟。在研究模型上可以模拟颌骨分块切开使患者获得正常的咬合关系的过程。模型外科提供了对矫治错𬌗畸形所需的骨块移动的预测,但是无法预测软组织改变的情况。很快人们就认识到,这种方法似乎不利于最终的面型改善。而且近似理想的咬合关系并不一定会给患者带来完美的面部外观。然而,模型外科对于最终咬合关系的预测以及对于引导手术的

中间及终末𬌗板的制作依然是十分必要的。关于更多的细节,详见第 5 章正颌手术流程。

6.3.2　软组织轮廓的预测方案
头影测量描迹与相片相结合

Henderson(1974)介绍了一种将头影测量 X 线片描迹与相片相结合的技术。将一张透明的严格按照 1:1 比例的侧位相片叠加到患者的头影测量侧位片上,然后从头影测量侧位片上将相对应的硬组织结构描迹到相片上。之后沿着设计好的骨切开位置将相片分割,并将其按照期望的手术方向移动。软组织也随相应的软硬组织比例而移动,如图 6.2 所示。

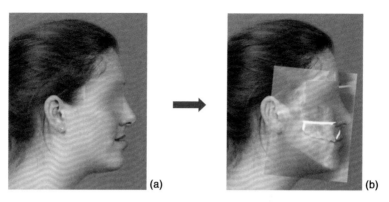

图 6.2   1:1 预测计划。(a) 术前概况;(b) 叠加的侧位 X 线片显示上颌前移后预测的硬组织和软组织运动情况

这种技术已经被证明在正颌外科预测中是有效的,并且已经被许多中心使用。直到现在,许多单位仍然用这种技术来设计预测正颌外科手术效果。然而,这种技术有许多局限性:

1. 该方法复杂并且耗时。

2. 软硬组织的变化比例往往比较复杂,因而要求外科医师或正畸医师十分有经验才能够对其准确预测。并且使用这种技术要求具备一定的艺术素养。

3. 这种技术的一致性和可重复性欠佳,并且容易受到人为因素干扰。

4. 软组织的移动可能十分复杂,往往需要多重切割以及许多小的骨块拼接来重建软组织形貌。这些步骤的缺失会使得操作者无法向患者提供一个逼真的预测效果。

5. 最终的预测方案很容易失真,并且随着时间推移黏合剂会随着某些方案的移动而降解甚至丢失。这些都使得利用这些记录资料去审核和研究相应计划变得非常困难。

6. 一个有经验的外科医师或正畸医师能够想象预测方案的效果,但却很难通过分块的照片详细向患者解释术后效果。

6.3.3　计算机辅助设计与预测

在尝试克服人工手段的种种不足的过程中,大量计算机程序发展了起来。早期的计算机程序仅能够产生轮廓预测的简单线条图。随着计算机硬件和软件的发展,图形预测程序已经能够将患者的侧貌相片合并其中,从而产生更接近实际情况的预测图。

目前所有商业上可用的程序本质上都是人工设计技术的计算机化。首先,特定的标志点在头影测量侧位片和面型片上被数码化标注,不同的程序软件标记点的数量也不相同。预测软件可以自动叠加 X 线片和照片。很显然,为了获得最好的叠加效果,在 X 线片和照片上的软组织需要完全一致。操作者通常并不了解叠加的方法,因而影响这个方法精确性的因素也就不得而知。正畸或外科医师随后分析牙、骨和软组织与标准化设置的线性和角度测量指标的差异值,并在屏幕上设计外科手术。软件通过数学算法编程来模拟软硬组织的移动。最终的面型预测以模拟手术结果的真实相片来呈现。一些程序允许临床医生在他们认为预测不正确时调整图片中嘴唇形状,然而这也给预测过程带来了一些可能会产生更多不准确性的主观因素。

计算机预测的优势

1. 计算机辅助设计大大简化了手术预测

的过程,缩短了操作时间。对于大多数程序来说,在 X 线片和相片上标记数字化的标志点是很花时间的,其真正的优势在于计算机辅助设计可以快速、准确地分析和预测手术结果。操作者可以轻易地尝试各种正畸和手术的方案。

2. 在被大量复杂的非线性数字来源的算法编程后,软件可以根据手术移动来预测软组织的改变。当有新的数据可用时,软件可以方便地进行更新,并且软件的算法可以很轻易地适配新的数据。

3. 电脑软件包能够对图片进行改变和润色,这意味着预测过程对操作者的艺术技巧的要求降低了。一些程序甚至拥有触控功能,以提高最终的预测效果。

4. 电脑程序的使用提升了正颌手术计划的可重复性。通过对标志点进行数字化处理,之后对最终治疗目标进行定位和平滑处理后进行重叠,我们可以将治疗设计进行标准化。正畸和外科医师也能通过同一种数据格式,进行相似的预测。

5. 计算机预测结果便于储存,并且在今后需要时获取也很方便。与人工预测技术相比,这个方法更易于进行审核和相关研究,也使备份患者的资料和计划方案,并在不同的医院之间进行数字化信息传递更加容易。

6. 计算机预测的最大优点在于能够获得逼真的术后预测效果。这大大提高了患者在方案制订及在与正畸、外科医师交流过程中的参与度。因而也对患者术后的满意度提升起到积极作用。

7. 计算机程序能够计算校准后的距离和角度,使得操作者能够更加准确地计算理想的手术移动位置。

计算机预测的不足

1. 所需的软硬件较为昂贵。

2. 任何新的技术都需要一个学习过程。

3. 患者也许会因为看到了预测图像,而潜意识里认为治疗结果也是这样的。事实上,真正的手术结果通常比预测得更加美观舒适。为了避免患者认为预测结果是真实手术结果的情况出现,一些作者提倡在预测过程中增加“仅供治疗模拟”的字样。我们也同样建议患者签署免责声明,证明他们知晓术前预测仅仅是接近真实手术结果,但不等于真实手术结果这一情况。不过我们的团队已经明确了 CASSOS 的有效性(Jones 等,2007)。

4. 预测方案准确性的提升,必须与手术准确性相匹配。

5. 绝大多数电脑程序无法准确评估唇闭合不全,因而关于嘴唇的最终预测效果通常不佳。一些厂家已经增加了改善这个问题的“工具”,但这也同时影响了预测过程并且又一次增加了人为主观因素的影响。

6.3.4　影响治疗设计与预测精确性的因素

预测方案的精确性和可靠性取决于许多因素。其中包括:

1. 头影测量。头影测量侧位片会受到拍摄投影的误差、标志点识别的误差和测量误差的影响。

2. 摄影技术。照片是以二维形式代表三维的物体,因此受与头影测量同样的误差影响。

3. 影像学图片和照片的叠加。人工方式叠加已经被证明是不准确的。关于这部分的误差主要来自以下几个方面:头影测量片和照片放大倍数的差异及畸变;在放射线片和照片上标志点的识别产生的误差。这些因素在做叠加的过程中组合起来增加了误差的可能性。

4. 硬组织移动后相对应的软组织改变情况。目前在预测方案中使用的软硬组织的移动比例是一个平均值。这些比例只能描述两个特定点之间的关系,而通过一系列的比例去预测整个软组织的变化是不可能的。个体差异会导致正颌手术结果难以预测准确。

6.3.5   软硬组织的比例

不管预测方案的方法如何,基于过去的数据(图6.3),软硬组织是大体一致的。正颌手术预测程序是基于相应软组织随着其对应的硬组织的改变而变化的算法制订的。当上颌骨在术中前移时相应的软组织会拉伸或是变薄,阐明这种相互作用关系在手术结果预测过程中十分重要。其相对变化的值是以软组织与其相对应的硬组织移动量的平均比值来表达的,软件程序基于这些数值进行运算。因此,虽然计算机预测在临床上是有一定价值的,但正颌术后软组织轮廓改变的计算机预测是不准确的。这是因为治疗方案的模拟结果只与使用的数据相一致。在20世纪70年代早期正颌术后软组织改变的报道更多地聚焦于与下颌骨手术相关的轮廓改变。上颌骨手术相关的轮廓改变在当时也有相应报道,但是数量相对较少,随着之后该手术逐渐流行,相关报道的数量才开始增加。一篇文献综述表明,鼻尖,鼻基底,上唇和鼻唇角软组织在上颌手术前移后的反应差异较大。表6.1列出了许多研究以及他们的结果,改编自 McCollum 等,2009。

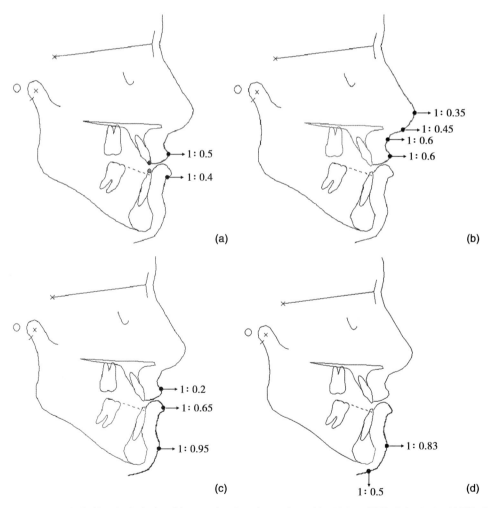

图 6.3   硬组织与软组织的大致比例。(a)切牙运动(口腔正畸);(b)上颌骨手术;(c)下颌骨手术;(d)颏成形术

表 6.1　各种软组织点的软组织与硬组织比例（改编自 McCollum 等，2009）

软组织点	作者	比率	评论
鼻尖			
	Louis et al. ,2001	0.16∶1	
	Mansour et al. ,1983	0.17∶1	
	Teuscher and Sailer,1982	0.22∶1	
	Freihofer,1977	0.25∶1	
	Altug-Atac et al. ,2008	0.25∶1	
	Soncul and Bamber,2004	0.30∶1	
	Carlotti et al. ,1986	0.34∶1	
	Rosen,1988；Chew,2005	0.35∶1	
	Proffit and White,1991		鼻尖略微抬高
鼻唇角			
	Louis et al. ,2001		鼻唇角变尖,下降5°,与上颌前移量无关
	Conley and Boyd,2007		鼻唇角下降3.9°
鼻中隔下点			
	Proffit and White,1991	0.20∶1	
	Mansour et al. ,1983	0.24∶1	
	Lines and Steinhauser,1974	0.39∶1	
	Freihofer,1977	0.50∶1	鼻前棘摘除
		0.67∶1	鼻前棘完整
	Rosen,1988	0.51∶1	
	Chew,2005	0.60∶1	中国成年人
	Carlotti et al. ,1986	0.67∶1	V-Y 型唇部闭合,鼻翼基部收紧
上唇凹点			
	Carlotti et al. ,1986	0.78∶1	
	Lin and Kerr,1988	0.81∶1	与 A 点有很强的相关性
	Chew,2005	0.73∶1	
	Conley and Boyd,2007	0.96∶1	加上额外的外科手术
上唇中点			
	Altag-Atac et al. ,2008	0.40∶1	
	Proffit and White,1991	0.60∶1	

软组织点	作者	比率	评论
	Teuscher and Sailer,1982	0.63:1	
	Rosenberg et al. ,2002	0.64:1	没有鼻翼基部缩窄和完整的鼻前棘(ANS)
	Chew,2005	0.73:1	没有额外的手术
	Louis et al. ,2001	0.80:1	仅 V-Y 闭合
	Lin and Kerr,1998	0.81:1	发现与 A 点有中度相关性
	Rosen,1988	0.82:1	
	Hack et al. ,1993	0.82:1	1 年后
		0.91:1	5 年后
	Carlotti et al. ,1986	0.90:1	鼻翼基底缩窄术。缝合和 V-Y 嘴唇闭合
	Conley and Boyd,2007	0.96:1	梨状窝重塑,ANS 移除
	Peled et al. ,2004	0.89:1	简单的连续缝合
		0.90:1	在唇系带处用 V-Y 成形方式缝合

在预测方案制订时使用线性比例有局限性。比如,在上颌骨前移时,由于上唇和切牙之间的唇侧瘢痕间隙的存在,最终软组织的位置是没有改变的。上颌骨前移后,会和上唇接触,此时软组织的移动量会增加。此后再继续前移上颌骨会使得上唇拉伸而受到阻力,上唇变薄,此时软组织相对于骨移动的改变比例会下降。

6.3.6　总结

二维数字化预测的一个缺点在于,预测结果是根据软组织相对于硬组织的移动比例来计算的,而这些比例数据参考自过去各种各样且尚有疑问的证据。另外,在轮廓预测时,只能确定矢状向和垂直向的轮廓。这项技术还没有对水平向轮廓进行研究,因此无法对其进行预测。

6.4　二维设计方案的制订过程

方案的制订过程需要一种能够同时捕获面部硬组织和软组织来产生二维"虚拟"患者的方法。侧位片可以满足这一点,但其没有带颜色的软组织纹理。添加个人资料照片可以弥补这一缺陷。

6.4.1　头影测量侧位 X 线片的获取

对于正畸患者,侧位头影获取的过程是一个相对简单的过程,但这一过程对正颌患者来说存在一些困难。对于上述两类患者,两个需要注意的地方在于其头位和咬合。

头位

目前,有两种方法用于定位患者的头部:使患者平行于地面的法兰克福平面(Frankfort plane,FP)和使患者处于自然头位(natural head position,NHP)。对于常规正畸患者来说,FP 的使用通常是令人满意的。但对患有面部畸形的患者来说,考虑到其异常的面部和颅底位置,NHP 可能更具代表性。因此,设计方案应基于 NHP,因为这是患者头部在"正常"功能期间采用的位置。如第 2 章所示,患者头部的位置可对患者感知的骨骼下颌关系产生显著影响。

咬合

正畸患者的常规方法是采取侧位片,牙齿

咬合接触,软组织放松,并在静息时记录嘴唇。同样,对于大多数正颌患者这可能也是令人满意的,但对于有些患者来说,这种方法可能不太合适。骨性Ⅱ类的患者倾向于使他们的下颌向前(可能是潜意识地)以掩盖其咬合不正常的情况。为了克服这个问题,患者必须在后退接触位进行拍照。高角Ⅱ类和Ⅲ类患者通常唇闭合不全,在拍照时他们通常将嘴唇靠在一起使口腔闭合,这将扭曲唇部软组织并导致错误的轮廓预测。最后一类是具有上颌骨垂直向不调的患者,由于其过高的息止颌间隙,他们往往存在"过度关闭"倾向。这可能会导致误判,操作者可能会认为是由于他们下颌过度旋转导致其闭合过紧,上唇被下唇扭曲。之后,在软件中运行初始软组织模式,从中预测治疗计划,如图6.4所示。一种解决方案是构造蜡片𬩽板,其中使下颌骨处于静息位置,在患者侧位头影和轮廓成像期间为患者提供稳定的"静态"。

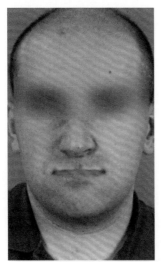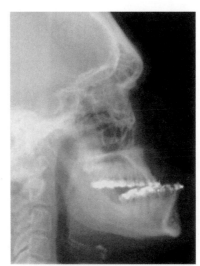

患者在咬合状态-注意扭曲的上唇

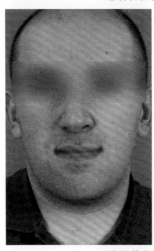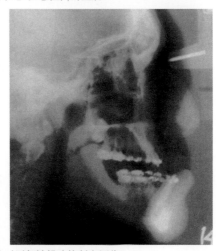

患者在休息位时唇部被蜡片控制在原位

图6.4　需用蜡片控制垂直向尺寸并防止软组织变形的患者示例

制作蜡片𬌗板的步骤

1. 将患者定位于自然头位。

2. 在鼻子和下巴上放置标记。

3. 让患者说"密西西比"和"N",轻轻地舔嘴唇,把嘴唇放在一起。

4. 使用卡尺测量标记之间的距离。

5. 重复第3和第4阶段并记录平均值。

6. 将软化的蜡(如有必要,放几张纸)放入热水中,制作蜡片。

7. 将蜡片置于患者牙齿之间,让牙齿轻轻关闭,同时测量标记之间的距离。一旦达到阶段5中的测量距离则停止该步,移除蜡片并在冷水中冷却。

8. 用锋利的手术刀修剪多余的蜡,以防止任何软组织变形。

9. 将蜡片重新插入患者口腔并重新测量点之间的距离,确保没有软组织变形。

10. 保存好蜡片,因为在后续的头影测量设计、三维立体摄影测量、CBCT和模型手术中都将再次用到。

无论应用哪种计算机软件,患者的头影图必须是数字格式。使用背光高质量扫描仪以所需的分辨率将常规的硬拷贝头像扫描为黑白图像。之后将图像以适当的大小和格式进行保存。常用的图片格式为JPEG,但最终保存的格式取决于软件。之后将该文件导入软件预测软件包中(CASSOS)。

6.4.2   侧面轮廓照片的获取

为了产生尽可能好的轮廓预测,考虑到方法的局限性,操作者在每个阶段都必须以最小的误差量执行。该过程依赖于将头部图像的硬组织和软组织叠加在侧面轮廓照片的软组织轮廓上。因此,两个软组织轮廓的形态是相同的。标准的方法是同时捕获患者的头影图和轮廓照片,保持患者头颅仍在头

影测量位。这需要在获取过患者头影图后尽快用数码相机拍摄照片。如果需要,可以使用相同的蜡片并保持与头影图相同的软组织位置。上述这些步骤操作起来可能有些难度。

为了减少透视误差,操作者需要确保拍摄方向垂直于患者的矢状平面,并将镜头聚焦在外耳道上。为了帮助增强软组织轮廓,操作者可以将照明光源置于患者体后。可以将相机固定在墙上或者在摄影期间由护士手持。拍摄照片时,务必使用相机上的变焦功能以确保图像填满整个视图。拍摄时如果需要放大,则仅使用光学变焦而不要使用数字变焦,否则可能造成最终的图像失真。

6.4.3   头影侧位测量X线片与侧位相片的叠加(匹配)

该过程涉及头影测量图和轮廓照片上的相应界标的识别。该过程中一些软件包仅使用前部软组织界标,而由其他软件包添加后部软组织的界标,形成三角形。我们认为这种三角测量技术更为准确。匹配方法是由程序员设置的,用户通常无法改变测量技术,只能根据"匹配向导"(图6.5)来使用它。

6.4.4   方案制订

这一过程在匹配的图像上进行,该图像可以同时显示面部的硬组织轮廓和软组织轮廓。可以执行的外科手术的类型由相应软件包确定。所有预测软件包的基本原理应该是相似的。上颌骨和/或下颌骨一体式或分段式移动的同时,其附近的软组织也会进行相应地移动。硬组织和软组织移动的量取决于软件程序员使用的移动比例或算法。一些软件包允许更改这些值,但问题是,应该把它们改成多少呢?

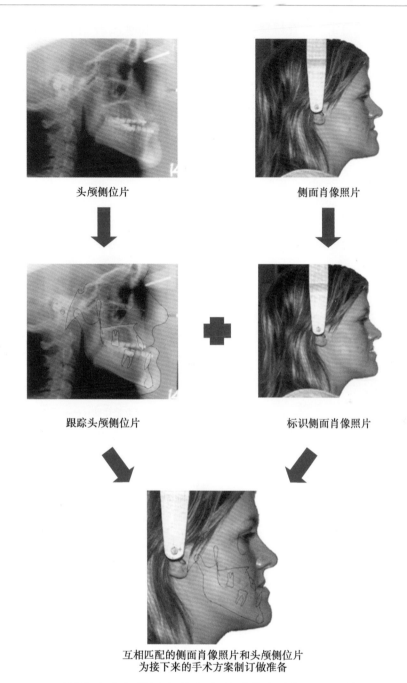

头颅侧位片　　　　　　　　　　　侧面肖像照片

跟踪头颅侧位片　　　　　　　　　标识侧面肖像照片

互相匹配的侧面肖像照片和头颅侧位片
为接下来的手术方案制订做准备

图 6.5　从硬组织获取到软组织获取再到相应信息融合匹配的手术方案制订前的计算机预测阶段

　　计划正颌外科手术时,方案从上切牙和上颌骨的位置开始。其被校正后,将下颌骨移动到所需位置并评估下颌位置。如果有必要,应该考虑颏成形术。这些阶段如图 6.6 所示。请记住所有外科移动必须都形成 I 类切牙关系。需要使用关节模型手术预测计划来验证骨骼移动量的大小和最终的咬合情况。在模型外科期间获得的骨骼移动量与计算机预测方案相似，差异在 1mm 之内。与此同时，术后能够达到理想的软组织轮廓效果。

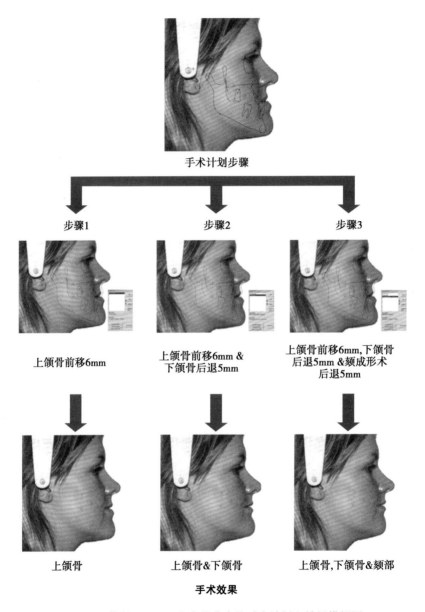

图 6.6　使用 CASSOS 生成的分次的手术计划和效果模拟图

6.4.5　手术模拟

计算机可以模拟软组织上的每个特定颌骨效应。在 CASSOS 中，这可以显示为完整的配置文件和预测图像或完整配置文件的透明叠加，如图 6.7 所示。同样，最终的模拟图像取决于用于预测手术方案的软件。

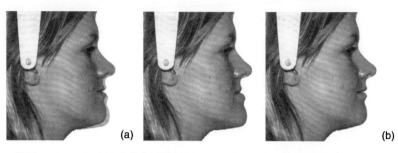

图 6.7　使用 CASSOS 生成的手术效果模拟图。（a）透明叠加；（b）前后叠加和预测并行完成

6.4.6　手术设计方案表格

可以打印出最终商定的手术设计方案。方案应该显示已确定的每个下颌运动的方向和数量，如图 6.8 所示。同时可以添加其他辅助程序，如同时进行植骨，拔牙等。然后将表格带到手术室在围手术期使用，以免发生混淆或遗漏。

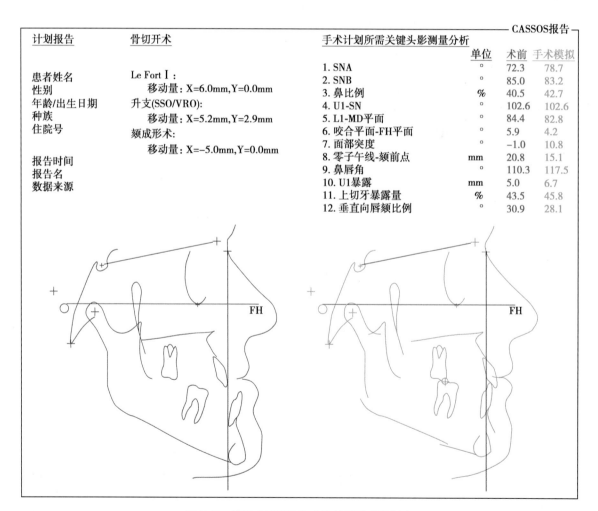

CASSOS报告

计划报告	骨切开术	手术计划所需关键头影测量分析	单位	术前	手术模拟
患者姓名	Le Fort I :	1. SNA	°	72.3	78.7
性别	移动量：X=6.0mm,Y=0.0mm	2. SNB	°	85.0	83.2
年龄/出生日期	升支(SSO/VRO):	3. 鼻比例	%	40.5	42.7
种族	移动量：X=5.2mm,Y=2.9mm	4. U1-SN	°	102.6	102.6
住院号	颏成形术:	5. L1-MD平面	°	84.4	82.8
	移动量：X=-5.0mm,Y=0.0mm	6. 咬合平面-FH平面	°	5.9	4.2
报告时间		7. 面部突度	°	-1.0	10.8
报告名		8. 零子午线-颏前点	mm	20.8	15.1
数据来源		9. 鼻唇角	°	110.3	117.5
		10. U1暴露	mm	5.0	6.7
		11. 上切牙暴露量	%	43.5	45.8
		12. 垂直向唇颏比例	°	30.9	28.1

图 6.8　使用 CASSOS 生成的最终手术计划表

6.5　三维预测软件

颌面外科手术中对软组织预测进行三维规划的研究始于 25 年前。此后，许多研究团队开始致力于模拟颌面外科的软组织变形相关的研究。随着图像采集模式、手术技术、患者期望的不断提升以及计算机硬件和软件中的技术的不断创新，二维和三维预测方案重叠使用逐步演变发展起来。

理想的三维手术计划计算机软件系统应整合所有基本要求，形成完整的患者疗程的管理体系，包括初步诊断，高质量数字三维数据记录，虚拟手术方案，殆板制作，准确预测和后续评估。目前还不存在这样的综合性手术计划系统。然而，这一领域的最新技术正在逐渐接近预期的理想目标。

虚拟手术是通过三维软组织，硬组织和牙信息"融合"产生的虚拟患者进行的。阶段如下：

1. 患者的锥形束 CT（conebeam CT，CBCT）采集。此时同样生成患者硬组织和软组织的体积数据。

2. 彩色三维表面软组织捕获。这是使用立体摄影测量或激光扫描获得的。

3. 在软组织 CBCT 体积数据上叠加彩色软组织表面图像。该图像是将相应的解剖标志精确排列所得。

4. 三维牙科模型制作。这是使用激光扫描或石膏模型或印模的 CBCT 扫描产生的三维虚拟研究模型。

5. 将虚拟牙科模型对准硬组织 CBCT 扫描并更换扭曲的牙列。牙列经常被 CBCT 扫描扭曲产生"条纹假象"。这主要是由于使用金属固定器具或金属修复体所致。

6. 将三个分量图像最终融合成单个"虚拟患者"。

这些技术包括计算机断层扫描，模型颜色纹理映射的三维重建和实时软组织建模。外科医师使用这些融合图像，能够在具有软组织手术预测的三维计算机生成的颅骨模型上进行虚拟骨切开术。

最新版本的软件现在还处于初期阶段，主要用于预测正颌外科手术后的三维软组织变化。其中一些用于学术研究机构，另一些用于商业机构。目前专门用于正颌外科手术的程序已经开发成功，正被用于正颌外科手术方案设计中。

商业上可获得的软件包通常都可以创建用于分析颌面解剖结构，模拟手术运动和预测软组织反应的三维环境。它们通常是不同的模块或"向导"，每个都执行相应的功能：导入医学数字成像和通信（digital imaging and communications in medicine，DICOM）CT 图像文件以创建三维 CT 模型，将二维或三维照片的纹理信息映射到三维 CT 皮肤表面，提供工具进行三维头影测量分析，模拟骨切开术与骨块的三维运动及模拟伴随的软组织变化。

病例报告和手术方案已经公布，证实三维软组织模拟仍需要改进。临床医生应该细致地将这些信息传达给患者，特别是长面型患者和面部不对称的患者。

6.6　三维设计方案的制订方式——获取不同的影像形式

6.6.1　CBCT

锥形束 CT（conebeam CT，CBCT）可以同时提供患者颌面部区域硬组织和软组织的图像（图 6.9）。如前所述，要保证在 CBCT 捕获之前，软组织的位置是合适的。与其他使用电离辐射产生的图像一样，拍摄 CBCT 应尽可能在第一次获得理想图像，以减少对患者的辐射暴露。建议使用 CBCT 机器时，患者坐直而不是仰卧。这样可以防止重力对软组织造成不良影响。

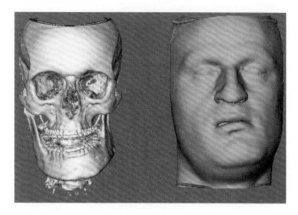

图 6.9　锥形束 CT 同时提供了上颌面部区域的硬组织和软组织的图像。资料来源：Benington, P. C., Khambay, B. S. and Ayoub, A. F. (2010) An overview of three-dimensional imaging in dentistry. *Dental Update*, 37, 494-496, 499-500. © George Warman Publications (UK) Ltd.

在 CBCT 扫描期间，头部姿势通常不可控。需要将患者放置在特定体积的空间内以对期望区域进行成像并且使患者头部保持稳定。稳定对于防止 CBCT 扫描期间的运动伪影的产生是至关重要的，这可以通过使用颏杯来实现。但由于颏杯会扭曲下巴区域周围的软组织，使相应区域无法进行规划，因此建议使用高位头带。头带应尽可能高地朝向发际线，以防止前额软

组织变形。成像后数据以 DICOM 格式存储，稍后将加载到相应软件中。

6.6.2　三维立体摄影测量

CBCT 成像的缺点在于软组织-空气边界界面在渲染之后是均匀的非肤色纹理。可以使用三维立体摄影测量或激光扫描技术（图 6.10）捕获患者的彩色三维图像，然后将其叠加在 CBCT 扫描的软组织上。与任何叠加一样，两个图像需要尽可能相似。另外这也可以通过 CBCT 和三维立体摄影测量技术同时捕获图像来实现。这些可以在两个不同的时间点进行，但是可能会出现叠加误差。使用叠加技术需要在 CBCT 和三维摄影图像上选择相应的界标。这些界标间的距离尽可能远一些并尽可能覆盖三个空间平面以保证能够精确叠加。然后计算机基于这些对应点将这两个图像进行刚性对齐。为了进一步细化叠加，可以选择特定的区域。这些区域由数千个点组成，这些点可以用于细化对齐，美化图片效果。最后将两个图像合并在一起，产生具有照片般逼真纹理的 CBCT 扫描图，如图 6.11 所示。

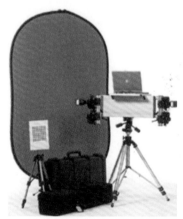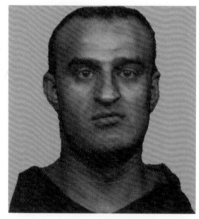

图 6.10　用于捕获患者三维立体摄影测量照片的设备。资料来源：Benington, P. C., Khambay, B. S. and Ayoub, A. F. (2010) An overview of three-dimensional imaging in dentistry. *Dental Update*, 37, 494-496, 499-500. © George Warman Publications (UK) Ltd.

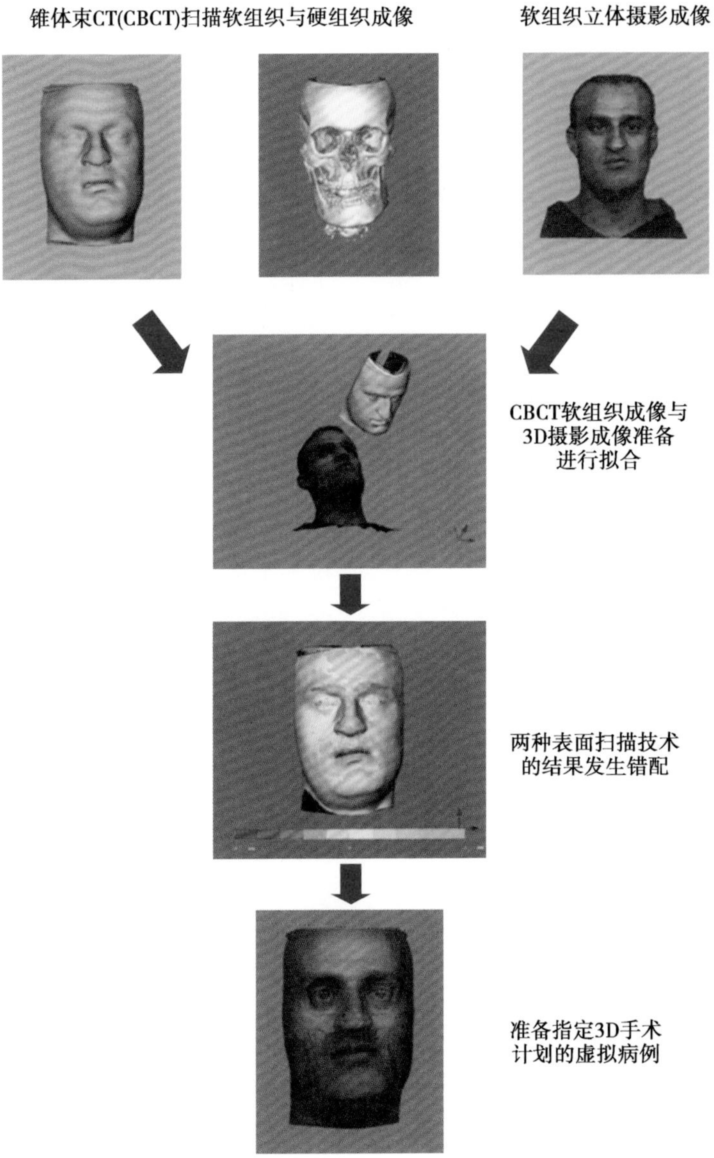

图 6.11   CBCT 扫描软组织的对齐和融合阶段以及患者的三维立体摄影测量照片。资料来源：Benington, P. C., Khambay, B. S. and Ayoub, A. F.（2010）An overview of three-dimensional imaging in dentistry. *Dental Update*, 37, 494-496, 499-500. © George Warman Publications（UK）Ltd.

需要更换的最后一个结构是扭曲的牙列。几乎所有正颌患者都使用金属固定的正畸矫治器或可能有金属修复体。在 CT 扫描期间，这些金属设备会产生条纹假象，扭曲牙齿和咬合。目前已经开发出包括"三重扫描"技术在内的新技术以替代牙列的技术（Swennen 等，2009）。

在该过程中，患者的头部将以 0.4mm 的体素从发际线上方到颏部下面进行薄层扫描。同时使用托盘记录上牙列和下牙列，对患者的牙齿进行藻酸盐印模。然后以 0.2 体素的更高分辨率扫描这些印模。最后将托盘重新插入患者口腔中，并在托盘就位的情况下对上下牙列进行 0.4mm 体素扫描。这是患者第二次接受 CBCT 扫描，但本次扫描目标区域较小。使用

该方法，可以用 CBCT 扫描印模产生的虚拟牙列来替换对患者扫描获取的牙列，将托盘视为每个图像的共同结构并且忽略被突出的托盘柄扭曲的软组织。这种骨骼硬组织和牙齿的合成图像可替代整个头部 CBCT 扫描的硬组织部分，保持未变形的软组织的完整性。

目前已经利用口腔内配准技术开发了替代牙列的方法，该技术可以防止口外软组织变形。这些方法仅需要使患者安装上口内装置后，对患者进行一次 CBCT 扫描。之后获取患者的牙列印模，制成石膏模型。在石膏模型的激光扫描或 CBCT 扫描之后，使用 CAD/CAM 软件对准和替换 CBCT 扫描上的颅骨图像和石膏模型图像中的变形牙列，如图 6.12 所示（Narin 等，2013）。

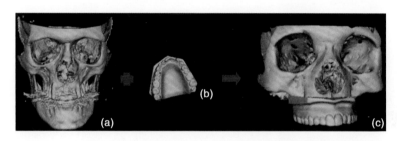

图 6.12　用 CBCT 模型(a)替代扭曲的牙列(条纹假象)，用激光扫描或石膏牙齿的 CBCT 图像(b)来生成显示可操作牙列的"复合图像"(c)

6.6.3　手术规划

如前所述，每个程序都有自己的规划方法，包括程序类型和硬组织和软组织比例等（图 6.13）。虚拟规划的一个问题是软件无法令人满意地处理"碰撞检测"。例如，可以在计算机上进行 15mm 的上颌骨撞击，因为上颌骨图像可以容易地从颅骨结构移位。除非程序具有某种形式的"碰撞检测"算法或与软件结合使用的"触觉"技术，否则这是无法避免的。触觉技术是触觉反馈技术，它可以利用用户对于力、震动和运动的感觉形成触觉反馈。这一技术使得用户可以在虚拟环境中拥有"感觉"。

缺乏触觉反馈使得正颌计划中包括基于牙尖交错的终末咬合的几个方面变得困难。作为临床医生，我们通过"最佳贴合"或牙齿之间的最大接触来确定最终咬合。如果缺乏触觉反馈的软件，这些是不可能实现的。没有触觉反馈软件，操作者就难以找到最终的咬合并且难以制作𬌗板。预计将来这个问题会被解决。事实上，有人认为"虚拟"𬌗板可能并不完全适合患者，因为它们通常过于精确而难以戴在患者口内。

生成虚拟𬌗板后，可以将图像导出为 STL 文件，并在快速成型机中生成真实的𬌗板（图 6.14）。这种𬌗板生产方法显然避免了面弓的使用和相关的误差，但可能引入新的不准确性，需要更全面评估的。

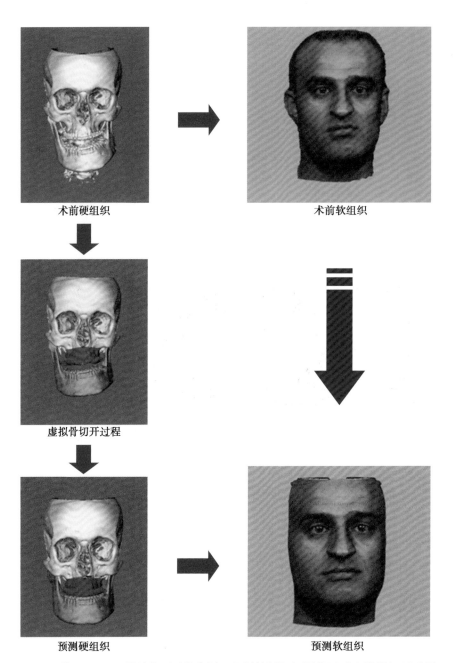

术前硬组织

术前软组织

虚拟骨切开过程

预测硬组织

预测软组织

图 6.13   使用 Maxilim 设计的不对称案例。左侧的硬组织图像显示虚拟骨切开过程，右侧显示相应软组织变化的预测。资料来源：Benington，P. C.，Khambay，B. S. and Ayoub，A. F.（2010）An overview of three-dimensional imaging in dentistry. *Dental Update*，37，494-496，499-500. ⓒ George Warman Publications（UK）Ltd.

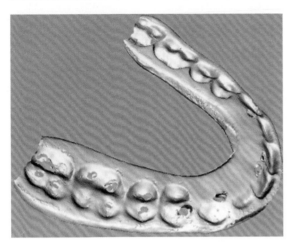

图 6.14　准备以 STL 格式快速成型的虚拟殆板

6.7　手术导航

在手术期间确定骨切开后断端的最终位置并消除对殆板依赖的一种可能的解决方案是使用手术导航。

第一个用于术前计划的骨段导航系统是 Surgical Segment Navigator（SSN），该系统于 1997 年在德国雷根斯堡大学开发，并得到了卡尔蔡司公司的支持。这种新颖的系统不需要任何机械手术导向器（例如头架）。它基于红外（infrared，IR）相机和附在头骨上的红外发射器工作。使用时至少有三个红外发射器连接在神经颅骨区域，以补偿患者头部的运动。还有三个或更多 IR 发射器连接到骨骼，这几个发射器需要重新定位。每个发射器的三维位置都由红外摄像机识别，其原理与卫星导航相同。手术段导航器（SSN）的工作站可以不断地将骨碎片的实际位置进行可视化处理，将它们与预先设计的位置进行比较。因此碎片可以非常精确地重新定位到目标位置。这些手术导航仪已经在神经外科手术中被广泛使用，目前一些中心也将其用于正颌外科手术（Marmulla 和 Nieder-dellmann，1998）。

总结

正颌外科技术的发展和患者提升面部及牙齿外观的需求使得正颌外科手术的方案设计变得更加复杂。在三个空间移动上颌骨和下颌骨的必要性需要外科专业知识和临床判断，以确保外科医师和患者的期望都得到满足。因此正颌外科手术方案设计的长期目标是创建一种准确的三维评估方法，并开发相应规划和预测的工具。该工具能够将研究模型和殆板进行数字化构建，从而在目前的规划体系中消除那些固有的不准确性。

6.8　参考文献

Altug Atac A.T., Bolatoglu H. and Memikoglu U.T. (2008) Facial soft tissue profile following bimaxillary orthognathic surgery. *The Angle Orthodontist*, **78**, 50–57.

Carlotti A.E., Jr, Aschaffenburg P.H. and Schendel S.A. (1986) Facial changes associated with surgical advancement of the lip and maxilla. *Journal of Oral and Maxillofacial Surgery*, **44**, 593–596.

Chew M.T. (2005) Soft and hard tissue changes after bimaxillary surgery in classIII patients. *Angle Orthodontist*, **75**, 959–963.

Conley R.S. and Boyd S.B. (2007) Facial soft tissue changes following maxillomandibular advancement for treatment of obstructive sleep apnea. *Journal of Oral and Maxillofacial Surgery*, **65**, 1332–1340.

Freihofer H.P.M. Jr. (1977) Changes in nasal profile after maxillary advancement in cleft and non-cleft patients. *Journal of Maxillofacial Surgery*, **5**, 20–27.

Hack G.A., de Mol van Otterloo J.J., Nanda R. (1993) Long-term stability and prediction of soft tissue changes after Le Forte 1 surgery. *American Journal of Orthodontics*, **104**, 544–555.

Henderson D. (1974) The assessment and management of bony deformities of the middle and lower face. *British Journal of Plastic Surgery*, **27**, 287–296.

Jones R.M., Khambay B.S., McHugh S., Ayoub A.F. (2007) The validity of a computer-assisted simulation system for orthognathic surgery (CASSOS) for planning the surgical correction of class III skeletal deformities: single-jaw versus bimaxillary surgery. *International Journal of Oral Maxillofacial Surgery*, **36**, 900–908.

Lin S.S. and Kerr W.J. (1998) Soft tissue changes in classIII patients treated by bimaxillary surgery. *European Journal of Orthodontics*, **20**, 25–33.

Lines P.A. and Steinhauser E.W. (1974) Soft tissue changes in relationship to movemen t of hard structures in orthognathic surgery: A preliminary report. *Journal of Oral Surgery*, **32**, 891.

Louis P.J., Austin R.B., Waite P.D. and Mathews C.S. (2001) Soft tissue changes of the upper lip associated with maxillary advancement in obstructive sleep apnea patients. *Journal of Oral and Maxillofacial Surgery*, **59**, 151–156.

Mansour S., Burstone C. and Legan H. (1983) An evaluation of soft tissue changes resulting from Le Fort I maxillary surgery. *American Journal of Orthodontics*, **84**, 37–47.

Marmulla R., Niederdellmann H. (1998) Computer-assisted bone segment navigation. *Journal of Craniomaxillofacial Surgery*, **26**, 347–359.

McCollum A., Dancaster J., Evans W., Becker P. (2009) Sagittal soft-tissue changes related to the surgical correction of maxillary-deficient class iii malocclusions. *Seminars in Orthodontics*, **15**, 172–184.

Nairn N.J., Ayoub A.F., Barbenel J., Moos K., Naudi K., Ju X., Khambay B.S. (2013) Digital replacement of the distorted dentition acquired by cone beam computed tomography (CBCT): a pilot study. *International Journal of Oral and Maxillofacial Surgery* (in press).

Peled M., Ardekian L., Krausz A.A. and Aizenbud D. (2004) Comparing the effects of V–Y advancement versus simple closure of the upper lip aesthetics after Le Fort I advancement. *Journal of Oral and Maxillofacial Surgery*, **62**, 315–319.

Proffit W.R., White R.P. (eds): *Surgical-Orthodontic Treatment*. (1991) St. Louis, Mosby, 170–171.

Rosen H.M. (1988) Lip-nasal aesthetics following Le Fort I osteotomy. *Plastic and Reconstructive Surgery*, **81**, 171–179.

Rosenberg A., Muradin M.S., van der Bilt A. (2002) Nasolabial esthetics after Le Fort I osteotomy and V–Y closure: Statistical evaluation. *International Journal of Adult Orthodontics and Orthognathic Surgery*, **17**, 29–39.

Teuscher U. and Sailer H.F. (1982) Stability of Le Fort I osteotomy in ClassIII cases with retropositioned maxillae. *Journal of Maxillofacial Surgery*, **10**, 80–83.

Soncul M. and Bamber M.A. (2004) Evaluation of soft tissue changes with optical surface scan after surgical correction of classIII deformities. *Journal of Oral and Maxillofacial Surgery*, **62**, 1331–1340.

Swennen, G.R., Mollemans, W., De Clercq, C., Abeloos, J., Lamoral, P., Lippens, F., Neyt, N., Casselman, J. and Schutyser, F. (2009) A cone-beam computed tomography triple scan procedure to obtain a three-dimensional augmented virtual skull model appropriate for orthognathic surgery planning. *Journal of Craniofacial Surgery*, **20**(2), 297–307.

第7章 正颌外科基本术式

7.1　简介

本章介绍了矫正牙颌面畸形的基本外科手术方法，并强调了每个手术的主要适应证和潜在的并发症。

7.2　Le Fort Ⅰ型骨切开术

这一术式常用于矫正上颌骨位置异常以及上颌骨大小异常。

7.2.1　适应证

1. 矫正上颌骨发育不足和上颌后缩畸形。由于翼板的限制，上颌后向移动的距离一般控制在 2~3mm 以内，向后移动需要在上颌结节区去骨，翼板会阻碍上颌骨大幅度后向移动。

2. 矫正上颌骨垂直向发育过度或发育不足。上颌骨 Le Fort Ⅰ型手术可以用来纠正在静息及大笑时上唇与牙齿距离唇缘距离的不协调，而单纯上唇延长术通常局限于 2~3mm 内。

3. 纠正咬合平面偏斜。通过压缩长的一侧或者植骨延长短的一侧或者两者联合应用。

4. 矫正前牙开𬌗。通过压缩上颌后份，让下颌自由旋转实现关闭开𬌗。

5. 纠正缩窄的上颌骨体及上颌牙弓。

6. 上颌分块手术（拔牙或者不拔牙）矫正上颌前突。

7.2.2　手术要点

术前准备

全麻起效后，通常使用克氏针或单皮质螺钉在鼻根点建立外部中线参考点，该点作为测量上颌垂直向高度的参考点。在调整上颌位置之前，测量该点与双侧上颌中切牙切缘或者托槽中点之间的距离（图 7.1a）。手术前内眦和尖牙之间的距离也可用来记录上颌的垂直向高度。在 Le Ford Ⅰ型骨切开线上方上颌骨上所定点之间的距离可以为上颌骨垂直向高度变化和水平向移位提供参考。用针尖标示出鼻左右基部（鼻翼基底部）以测量并记录术前鼻翼宽度（图 7.1b）。

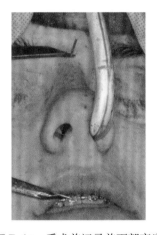

图 7.1a　手术前记录前面部高度

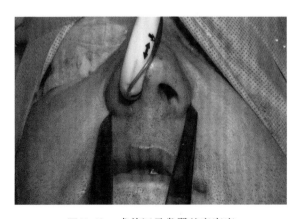

图 7.1b　术前记录鼻翼基底宽度

软组织切开与剥离

在口腔前庭沟内自一侧第一磨牙远中至对侧做一 U 形切口，切开黏膜到骨膜（图 7.2a），将切开的完整黏骨膜瓣翻起后，上颌骨自梨形孔边缘到翼上颌连接处后缘充分暴露（图 7.2b）。暴露并保护眶下神经，鼻黏骨膜用 Howarth 骨膜剥离器从梨状孔外侧缘开始向上鼻中隔延伸并翻起。磨牙区上方的内部参考点可用于测量颌面后方的高度，为上颌骨后部的垂直向变化做引导（图 7.2c）。在上颌骨切开线上做好标记，以保持骨切开的垂直向对称性，防咬合偏斜（图 7.2d）。

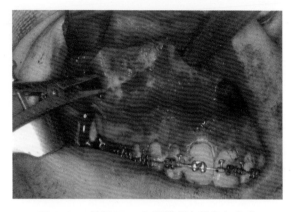

图 7.2c　使用 Hawath 骨膜剥离器翻起鼻黏膜并记录上颌骨的后部高度

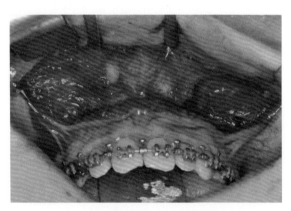

图 7.2a　横跨黏膜和深达骨膜的唇沟 U 形黏膜切口

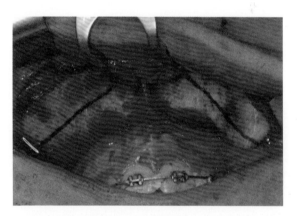

图 7.2d　标记上颌骨的侧面以引导骨切开水平线并避免术后咬合倾斜

骨切开

在骨切开之前在上颌骨外侧表面用记号笔做好标记后用外科钻或来复锯从颧上颌支柱牙根尖上 8mm 处开始向前向上往梨状孔边缘延伸（图 7.3a，图 7.3b）。用弯曲锯向后和向下对翼上颌连接进行切割。鼻腔侧壁用鼻腔平骨凿离断（图 7.3c）。上颌骨与鼻中隔的连接用鼻中隔凿离断（图 7.3d）。

分离与移动

用史密斯骨撑开钳缓慢地将每侧上颌骨与

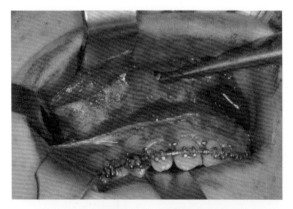

图 7.2b　从梨状孔边缘到翼上颌裂后缘的完整的黏骨膜瓣

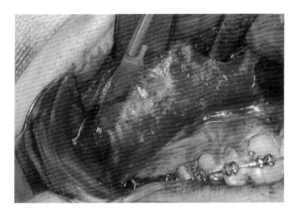

图 7.3a   使用来复锯在牙根尖上方约 8mm 处切骨

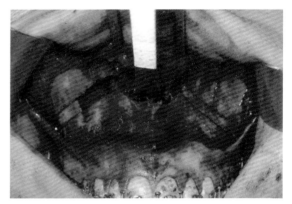

图 7.3d   使用鼻中隔凿将鼻中隔与上腭分开

颅底分离(图 7.4a),用罗氏制动钳将上颌骨与翼上颌连接离断(图 7.4b,图 7.4c,图 7.4d)。也有一些外科医师建议使用弯曲的骨凿进行上颌结节与翼板的离断,但这种器械使用不当可能导致翼板严重出血和翼板骨折。当上颌骨离断下来后用一对 Tessier 颌骨移动钳插入骨切开间隙中的上颌结节来松解和移动上颌骨位置(图 7.4e)。这是一项必要的操作,旨在拉伸附着在上颌骨上的软组织,尽量减小术后复发的可能(图 7.4f)。操作过程中应避免损伤较大的腭降动脉。

最终的调整和固定

将预先做好的殆板置于下颌牙列咬合面及切缘内,然后引导上颌骨就位于术前设计的咬

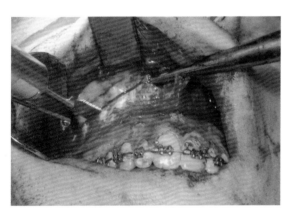

图 7.3b   从上颌骨的支柱部分向上和向前锯到梨形孔的边缘

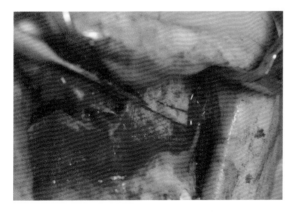

图 7.3c   使用侧鼻凿切割侧鼻壁

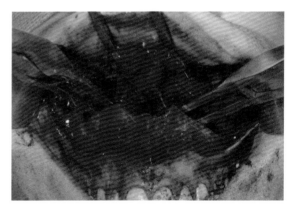

图 7.4a   使用史密斯钳逐渐将上颌骨与颅底分离

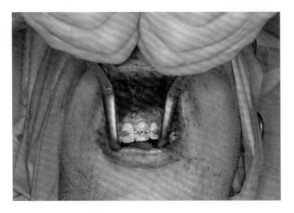

图 7.4b　使用罗氏制动钳将上颌骨与翼突上颌连接离断

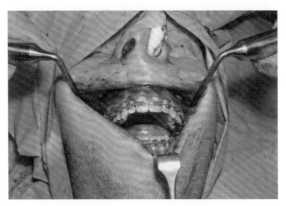

图 7.4e　Tessier 颌骨移动钳插入骨切开间隙中的结节后移动和调整上颌骨位置

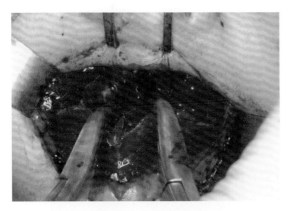

图 7.4c　颌骨移动钳夹在上颌骨鼻面的位置

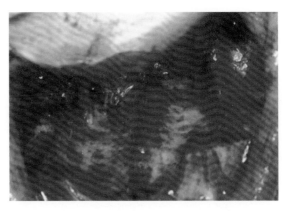

图 7.4f　硬腭后缘较大的腭降动脉

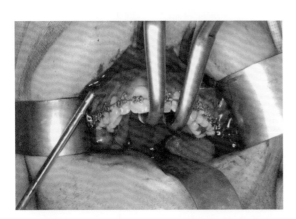

图 7.4d　颌骨移动钳夹在上颌骨口腔面的位置

合关系中并使用临时颌间固定装置将其保持在适当位置。上颌骨的垂直高度根据外部或内部参考点进行调整，最终将上颌骨定位于术前设计的位置。上抬上颌骨时适当去骨是必要的，通常从上颌骨的支撑区域去骨，如腭中缝处的中隔，上颌窦的内侧壁（鼻腔外侧壁）和腭骨的鼻侧面、鼻中隔的下缘（图 7.4f）。在某些需要较大幅度压缩上颌骨的情况下，也可能需要切除下鼻甲。在上颌骨下移的情况下，髂骨可以作为插入间隙的移植材料（图 7.5a）。当然，这将取决于上颌上移和下移的幅度和骨量的变化。将上颌骨固定到其最终位置的标准方法是使用四块 1.7mm 厚的骨固定板,每一侧放置两个固定板,一个在梨形孔边缘,另一个在上颌骨的支柱位置(图 7.5b)。左旋聚乳酸作为可吸收的固定板也可用于固定(图 7.5c,图 7.5d)。在上颌骨颊侧支撑区域、梨状孔边缘及上颌骨和颅底之间的间隙内插入皮质松质骨块,可以提高上颌大幅前移的术后稳定性。文献中关于骨移植的适应证存在相当大的争议。但现有观点更多地认为不论有没有垂直高度增加,当上颌前移超过 8mm 时,植骨更有利于保证手术效果。

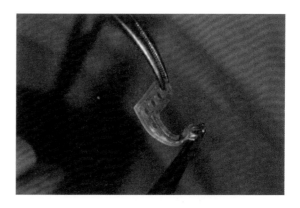

图 7.5c　左旋聚乳酸可吸收板

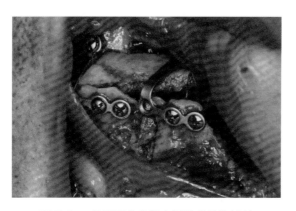

图 7.5a　骨可以作为插入间隙的移植材料

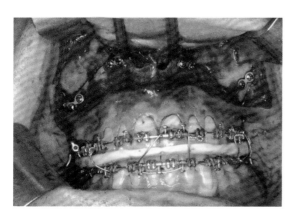

图 7.5b　每侧放置两块 1.7mm 的板,一个在梨形孔边缘,另一个在上颌骨的支柱位置

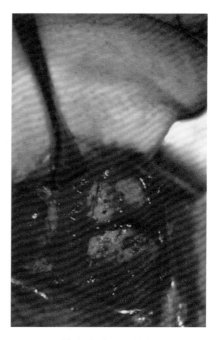

图 7.5d　左旋聚乳酸可吸收板用于 Le Fort Ⅰ型骨切开术的固定

关创缝合

在唇部需要延长的情况下,可以考虑 V-Y 缝合。这种操作可通过在中线处缝合上唇的黏膜后,在口腔和上颌骨唇侧缝合黏骨膜瓣来实现(图 7.6a)。在接受 Le Fort Ⅰ型手术之后,患者的鼻翼基底有变宽的趋势,可以用束带缝合

以维持或实现期望的鼻翼基部的宽度。通常使用 3 个 0 不可吸收的缝合线从黏骨膜下方的口腔内部缝至右侧鼻翼基部的皮肤处（图 7.6b）。通过相同的皮肤穿刺点到口内以固定鼻翼软骨。对于另一侧的鼻翼软骨，用相同的缝合线重复这一步骤，然后缝合线的两端通过在前鼻脊中钻出的孔进行锚固（图 7.6c）。也可以通过将每个鼻翼软骨分别锚固到前鼻脊的钻孔中进行缝合固定。

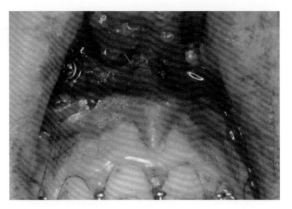

图 7.6c　通过将鼻翼软骨锚固到前鼻脊的钻孔处进行的束带缝合

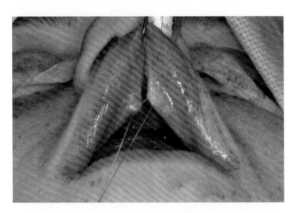

图 7.6a　在唇部需要延长的情况下，可以考虑 V-Y 缝合，可通过在中线处缝合上唇的黏膜后，在口腔和上颌骨唇侧缝合黏骨膜瓣来实现

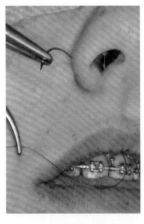

图 7.6b　从口腔内部缝至对侧鼻翼基部的皮肤处，以固定鼻翼软骨

7.2.3　Le Fort Ⅰ型分块骨切开术

腭中缝切开（图 7.7a，图 7.7b）

适应证　主要用于矫正狭窄的上颌骨和狭窄的牙弓。该术式涉及后牙段咬合，其主要用于矫正超出正畸治疗范围的畸形。使用腭中缝骨切开术可以使后上颌骨宽度最大增加 8~10mm。但这是一个不稳定的手术，因此必须采用可靠的固定方法并进行腭中缝植骨以减少术后复发风险。

手术要点　用裂钻从腭骨鼻侧面沿矢状向进行左右切开（图 7.7a），在上颌中切牙牙根上方用细裂钻和薄骨凿进行垂直向的骨切开直达腭侧，通过中切牙之间的唇黏膜上方的通道暴露该区域，附着龈应保持完整。此后，使用史密斯钳将上颌骨分成两块（图 7.7b）。切除的腭中份骨质可切块用于两块上颌骨在中线处重新拼接后的植入或楔入。一般通过鼻侧切开的矢状切口翻出腭黏膜骨膜瓣后进行充分的松动移位。分块的 Le Fort Ⅰ骨切开术中保持黏骨膜的完整性是必不可少的。若发生了穿孔，需仔细对位缝合。有外科医师建议，在梨状孔下方的上颌骨表面施加额外的固定板来固定两个上颌骨段。

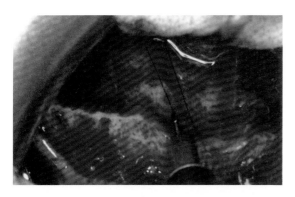

图 7.7a 精细裂钻用于腭骨矢状向切割

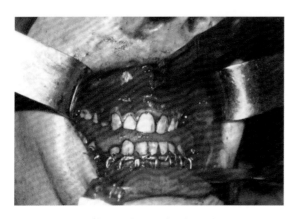

图 7.7b 使用史密斯钳将上颌骨分成两块

分两块的上颌骨切开术(图 7.8a,图 7.8b)

这一术式主要用于矫正前牙开𬌗。其通常通过压缩上颌骨后份,使下颌骨自动旋转来关闭前牙开𬌗。

手术要点 上颌骨 Le Fort Ⅰ型骨切开折断下降骨块后,这一术式便可以较为容易地实施。在前磨牙区沿龈沟切开并用骨膜剥离器翻开黏骨膜到第一或第二前磨牙区上颌骨的颊面,每侧用锥形裂钻从上颌骨水平截骨线到上颌骨两侧的牙槽嵴顶做骨切开。薄骨凿可以较好地用于这种骨切开。切开深度应延伸至腭骨,但同时要保证腭黏膜的完整性。两个垂直骨切开线的末端应连接到腭骨鼻面的水平骨切开线上(图 7.8a)。其后可以移动上颌前份骨段,在丙烯酸咬合板的引导下将其重新定位到最终位置,每侧使用两个固定钛板进行固定(图 7.8b)。

分三块的上颌骨切开术(图 7.8c)

适应证 这种术式的主要适应证是矫正狭窄的上颌骨后份,并实现上颌骨前段和后段在垂直向不同方向的移动。这一术式可用于上颌牙弓狭窄并伴前牙开𬌗的病例。

手术要点 这一术式可以实现上颌骨前份及腭骨中后份的骨切开。腭骨矢状向切开的具体操作如上所述。该术式仅仅将切口延伸到上颌骨前份的水平腭侧切口,而上中切牙的根部之间不进行垂直切开。将三个骨段(上颌骨右后段,上颌骨左后段和上颌骨前段)在丙烯酸咬合板的引导下调整到术前设计的位置,用临时的金属丝固定咬合,用微型钛板完成骨块最终的固定。

分四块的上颌骨切开术(图 7.8d)

适应证 该术式可用于矫正上颌骨横向发育不足,包括尖牙间和磨牙间的宽度不足。还可实现上颌骨前段和后段不同步的垂直向移动。该术式可考虑用于治疗磨牙间或者尖牙间上颌牙弓狭窄伴前牙开𬌗的病例。

手术要点 这一术式可以实现上颌骨前中后段的骨切开,包括中切牙根部之间的垂直骨切开和标准的上颌骨前部骨切开。上颌骨矢状向切开如前所述。之后将切开线与上颌骨前份切开的腭侧水平切口连接。这可以使上颌骨后份横向扩宽以及尖牙间宽度增加。此时,将上颌骨分成四个部分(右后、左后、右前和左前),然后在咬合板的引导下将其调整到术前设计的位置,通过微型钛板进行固定。

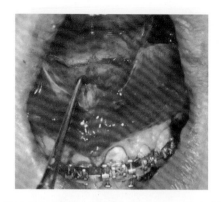

图 7.8a　横跨上颚的水平骨切开,将上颌骨的前部与后段分开

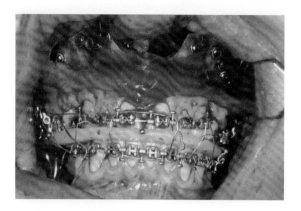

图 7.8d　分四块的 Le Fort Ⅰ型上颌骨切开术

7.2.4　并发症

以下是与 Le Fort Ⅰ型骨切开术相关的最常见的并发症:

1. 骨切开线附近齿根侧面和根尖的损伤。

2. 牙龈萎缩和牙间乳头的缺失。

3. 骨切开线相邻牙齿的活力丧失。

4. 腭侧黏骨膜穿孔引起的口鼻瘘。

5. 复发,这也是最常见的并发症。

6. 由感染和血液供应障碍引起的骨段坏死,该并发症较为罕见。

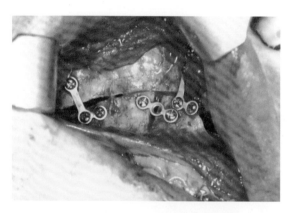

图 7.8b　使用 1.7mm 厚的钛板固定两块切开的上颌骨

7.3　上颌骨前部骨切开术

7.3.1　适应证

可以使用 Wassmund 或 Wunderer 法对上颌骨的前段进行切开。以下是该骨切开术的主要适应证:

1. 上颌前突,不需要上颌骨整体后移。

2. 上颌前牙垂直向发育过度,牙龈暴露过多。

3. 上颌骨前段突出,上切牙前倾明显,但后牙咬合状况良好(图 7.9)。

4. 上颌骨前份垂直向发育不足引起的开𬌗及上前牙显露不足。

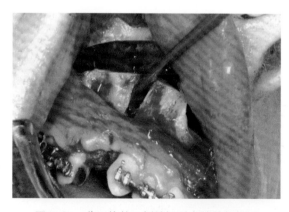

图 7.8c　分三块的上颌骨切开术的前部切开

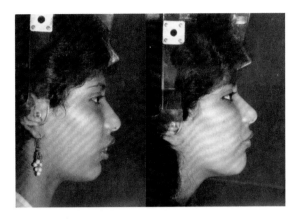

图 7.9　术前和术后侧面像显示上颌前部骨切开术后外观的改善

7.3.2　手术要点

Wassmund 法

该方法可以用于矫正上颌骨前后向位置异常和上颌骨前牙的轴向倾斜,同时最小程度地引起上颌骨前后段垂直向的变化。

在第一前磨牙的根尖上方作弧形或倒 L 形切口。翻起颊侧黏骨膜瓣,从每侧牙槽嵴顶到梨状孔边缘暴露上颌骨的唇颊面。使用 Mitchell 氏骨质修剪器的圆形末端翻起鼻底黏骨膜。在尖牙到第二前磨牙的牙槽嵴顶做切口,潜行分离黏骨膜瓣直至中线处。

在每侧拔除第一前磨牙后或者上颌尖牙远端的缺牙区域用裂钻进行骨切开。拔除第一前磨牙之前或之后,从梨状窝的远中、根尖上方水平做切口延伸至缺牙区,垂直切透缺牙区近远中的牙槽骨(图 7.10a)。从颊侧骨密质切开一直延伸至腭侧骨密质。使用骨凿有利于在腭板顶部进行骨切开。隧道式腭黏骨膜瓣(图 7.10b)为外科手术裂钻和骨凿提供了进行骨切割的必要通道。通过垂直切口翻起覆盖在前鼻脊处的唇侧黏骨膜瓣(图 7.10c,图 7.10a),用鼻中隔凿分离鼻中隔,实现上颌骨前段的完全骨切开。腭侧黏骨膜作为远心骨段部分的主要血供来源,应保持完整。

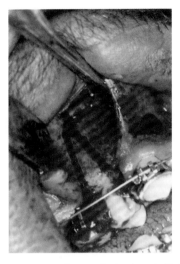

图 7.10a　从梨状窝的远中、根尖上方做水平切口延伸至缺牙区,垂直向下延伸到上颌骨的颊面

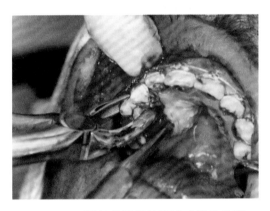

图 7.10b　腭部黏骨膜的隧道式腭黏骨膜瓣,便于腭骨切割

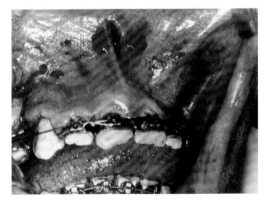

图 7.10c　垂直切开覆盖前鼻棘的唇侧黏膜,便于切除鼻中隔

在咬合板和临时固定装置的引导下用微型固定钛板将骨块固定在术前设计的位置。通常需要在两个切割面(上颌骨前段和上颌骨后段)之间包括颊侧和腭侧进行部分骨切除,以利于上颌骨前段的精确定位。使用 4 个 0 可吸收的缝合线缝合关创。

Wunderer 法

该方法主要用于治疗上颌骨前部的垂直向异常,及少量前后向移位的病例。

上颌骨颊面的切开方法类似于 Wassmund 法,切口通常位于第一前磨牙区。从一侧第一前磨牙到另一侧的前磨牙做横向腭侧切口,将腭黏骨膜向后翻起使腭骨暴露(图 7.11a)。用外科手术裂钻可以很容易地进行腭骨切割。用刀凿通过颊面和腭面上的骨切口进行骨分离,有助于上颌骨前段的切开。将切开后的上颌骨前份逆时针方向旋转(图 7.11b),鼻腔表面可通过腭切口充分暴露(图 7.11c)。使用圆柱形钻(图 7.11c)或咬骨钳将后方连接处骨移除,从而使上颌骨前段向上移动的同时不破坏鼻黏骨膜。

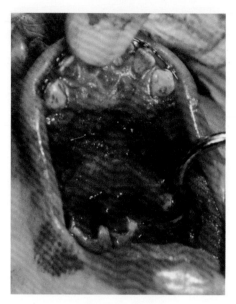

图 7.11b 沿逆时针方向旋转切开骨段,通过腭切口进入鼻面

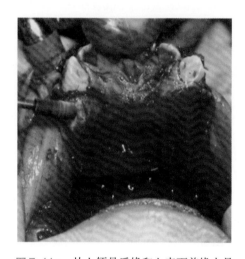

图 7.11c 从上颌骨后缘和上表面前缘去骨

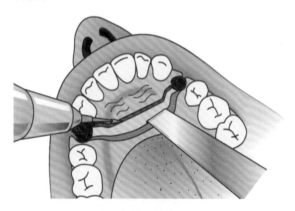

图 7.11a 从一侧第一前磨牙到另一侧的前磨牙做横向腭侧切口,将腭黏骨膜向后翻起使腭骨暴露。资料来源:Medical Illustration Department,Glasgow Royal Infirmary,Greater Glasgow & Clyde NHS Trust.

除需仔细缝合腭侧瓣之外,上颌骨前段的固定和手术切口的关创操作同 Wassmund 法。

7.3.3 并发症

1. 使用 Wassmund 法可能造成腭侧黏骨膜穿孔,使用 Wunderer 法如果对腭侧黏骨膜闭合不全,可导致口鼻瘘。在 Wunderer 法中对腭侧黏骨膜充分进行隧道翻瓣和腭侧黏膜骨膜的双重缝合可以将这种风险降至最低。发生口鼻瘘时需手术修复。

2. 牙龈萎缩以及与骨切开线相邻位置的牙根损伤是潜在的并发症。通过术前正畸调整与截骨线相邻牙齿的根部的角度和术前认真设计可以避免此并发症出现。

3. 由于术前术后的咬合变化有限,并且口颌肌肉的改变很小,此类手术的复发通常较少。

与上颌骨切开术相关的常见并发症

1. 手术并发症

手术出血过多是不正常的。与 Le Fort Ⅰ型术式相关的操作平均失血量约为 500ml。术中小心处理软组织,避免损伤手术区域附近的主要血管可防止术中出血过多。出血过多可能是由于损伤腭降动脉和翼静脉丛所导致的。可以通过避免上颌后份切割过高,轻柔离断翼上颌连接和使用麻醉剂降低血压等方法来减少出血。

牙根的损伤也是一个潜在的并发症。由于骨切开线有时与牙齿根部距离非常近,因此这种情况在上颌骨分块手术时更有可能发生。这通常可以通过术前正畸使牙根避开手术区域来避免。由于根尖部有时与固定螺钉的尖端距离较近,在骨固定板固定时也可能发生牙根的损伤。

腭侧黏骨膜撕裂最有可能发生在上颌骨后段骨切开广泛剥离时。任何局部撕裂都应该仔细缝合,以保持鼻底黏膜的完整性。

骨块移动幅度难以达到术前设计是一个较为严重的问题,可因不恰当的上颌前徙、不准确的面弓记录及咬合记录和不恰当的模型外科术前设计等原因导致。这些误差都会导致咬合板制作不准确,从而限制上颌骨的前后向准确移动。

2. 术后即刻并发症

a. 疼痛

据报道,疼痛是接受上颌 Le Fort Ⅰ 型骨切开术患者最常见的并发症。在术后即刻,可由特定的护士或麻醉咨询师提供疼痛管理的标准方案。如果呼吸频率和血氧饱和度在正常范围内,可考虑吗啡注射镇痛。

b. 肿胀

由于手术期间和术后 24 小时内注射类固醇,术后肿胀可能不是主要的并发症。应告知患者,在类固醇停用后,面部肿胀可能会加剧,并且这种情况可能持续到术后数周。

应尽早识别判断由于术区血肿引起的局部肿胀,这可能需要通过外科手术切开引流或及时处理受损组织。在 Le Fort Ⅰ 型术后,鼻出血也较为常见。避免对鼻黏膜骨膜的损害可以最大限度地减少这种出血的风险。鼻出血往往会在 24 小时内缓解,若有需要可考虑使用鼻阻塞器。

c. 呕吐

术后最初的几个小时内更容易发生呕吐,术前须告知患者这种可能性。这时如果患者有颌间固定,可能需要去除。在大多数使用弹性牵引的情况下,颌间空隙足够使呕吐物排出。止吐药作为常规给药可以最大限度地减少呕吐的发生率。

d. 复发

● 即刻的

主要在拆除颌间弹性牵引后的最初几天内发生。主要表现为前牙开𬌗,这通常发生在没有将上颌骨后份充分上抬从而没有关闭前牙开𬌗的病例中。也有可能是术中髁突没有在下颌骨自由旋转的位置,而是从关节窝中脱出所致。

- 迟发的

复发是 Le Fort Ⅰ 型骨切开术后最常见的并发症。Le Fort Ⅰ 型上颌压缩是术后最稳定的一种情况，而上颌骨下降是最不稳定的一种情况。上颌下降后使用自体骨移植插补间隙可将术后复发率降到最低。有大量文献支持术后复发与上颌前移量具有直接相关性这一观点。最不稳定的术式是上颌后份腭侧扩弓。使用坚固内固定、腭中缝处植骨以及术后积极进行颌间咬合干预的措施可以减少这种并发症的发生。咬合板作为上颌骨段的额外固定方法，可使中上颌骨后份手术术后复发率降低。

3. 迟发的并发症

a. 对鼻外形的影响

Le Fort Ⅰ 型上颌骨上抬压缩后，有文献报道术后出现鼻中隔偏曲和鼻翼基部扩大的情况。前者可以通过尽量减少鼻中隔和腭骨去骨来避免。缝合鼻翼软骨和手术扩大梨状孔一定程度上可以防止鼻翼基部变宽。然而，鼻翼缩窄缝合的长期稳定性令人怀疑。

b. 感觉异常

由于眼眶下神经受损，可能会出现脸颊，鼻侧和上唇周围持续的感觉异常现象。可以通过在手术过程中小心保护神经并设计固定板位置来避免。由于上牙槽神经分支受损，患者也可能出现牙龈周围的感觉异常。在大多数情况下，感觉异常会随着时间的推移而逐渐改善。

除此之外，口鼻窦瘘和口鼻瘘、上颌牙髓失活（尤其是分块骨切开时）以及固定钛板暴露等都是文献中有记载的手术迟发并发症。

7.4　下颌升支矢状劈开术

下颌升支矢状劈开术（sagittal split ramus osteotomy，SSRO）（图 7.12a）常用于下颌骨发育不足和下颌前突的外科矫正，由 Trauner 和 Obwegeser 所创立，并经过多次改进，提高了其可靠性和安全性。

7.4.1　适应证

1. 下颌骨后缩和前后向发育不足的外科矫正。
2. 下颌前突的矫正。
3. 下颌不对称的矫正。
4. 轻度前牙开𬌗的矫正。

7.4.2　手术步骤（图 7.12a）

手术在全麻下进行，切开黏膜后翻起骨膜暴露下颌骨下缘、下颌升支、下颌体及下颌骨后部。第一条骨切开线（水平骨切开线）应位于下颌支舌侧上方的内侧骨密质，注意识别并保护下牙槽神经（图 7.12b）。切开线越高，升支劈开的难度越大。为了避免潜在的不利于骨切开的因素，应采用短切口，使切口恰好在下颌小舌后方，不延伸到下颌支后缘（Hunsuck 改良）（图 7.12b）。通常采用常规裂钻或 Lindemann 钻或者直形锯进行骨切开。用裂钻将下颌骨颊侧骨密质的外斜嵴的舌侧进行骨切开（图 7.12c），然后在下颌体颊侧将切口垂直向下将颊侧骨密质切开（图 7.12d）。根据 Dal Pont 的改良，颊侧垂直骨切口应位于第二磨牙远中下颌角的前方。这种骨切开仅限于矢状骨切开术中切开连接的颊侧骨密质及下颌骨下缘切开。后者通常是在下颌骨下缘仔细翻开黏骨膜瓣后使用外科裂孔钻来进行切割。考虑到下牙槽神经的位置，该切口必须限于骨密质内。有一些外科医师倾向于在后下方进行下颌骨下缘的矢状骨切开以实现更准确的下颌骨矢状劈开，然而这一应用并不普遍。在骨切割完成后，联合使用骨凿（图 7.12e）和史密斯撑开器（图 7.12f）将升支矢状劈开，这一操作可将升支（近心骨段）的侧面与下颌骨的其余部分（远心骨段)逐渐分离(图 7.12g),并大大降低下牙槽神经损伤的风险(下牙槽神经损伤也是该手术的主要并发症)。近远心骨段逐渐分离后可以辨认出下牙槽神经血管束(图 7.12h)。理想情况下,它应位于远心骨段;然而,在某些情况下,神经可以附着在下牙槽神经管内的近心骨段上。这些情况下,应使用细骨凿和刮匙仔细解剖神经束,用裂钻磨除下颌骨和下颌管连接骨质,然后使用钝性解剖器械分离神经束,确保其从近心骨段中释放,这有助于确保其在舌侧远心骨段上。

翼下颌-咬肌悬韧带应从远心骨段的下边缘分离,以使下颌骨体在前后向自由移动。

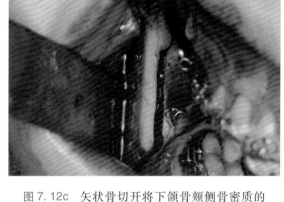

图 7.12c 矢状骨切开将下颌骨颊侧骨密质的外斜嵴与舌侧面进行骨切割

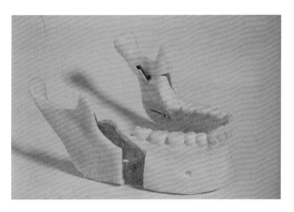

图 7.12a 塑料模型显示矢状劈开骨切开术的骨切开线

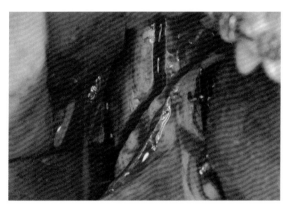

图 7.12d 颊侧面垂直骨切开线与矢状骨切开线连接

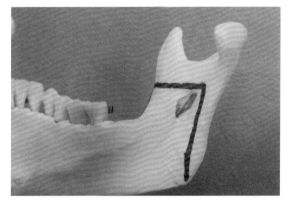

图 7.12b 在下颌小舌上方的内侧皮质做较短的水平骨切开并且不延伸到下颌支后缘(Hunsuck 改良),垂直线显示从下颌升支的外层骨密质切开线

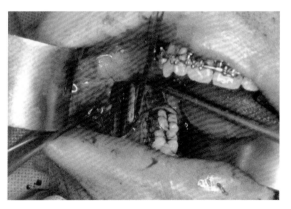

图 7.12e 使用骨凿完成矢状劈开骨切割

在咬合板的引导下,有几种方法可成功地引导下颌骨固定在最终位置。这些方法包括每侧使用三个双皮质螺钉及 1 个 2mm 厚的固定钛板。尽管钢丝固定骨块的替代方案也可以取得令人满意的固定效果,但长期结果显示由于这种类型的固定影响骨切开部位新骨形成的质量,因此不能达到最优的稳定效果。作者使用常规穿颊入路,直接在骨段表面(图 7.12i)植入三个双皮质螺钉进行固定(图 7.12j)。如果在下颌骨上边缘植入固定板用于固定近远心骨段,则可以不需要穿颊入路。尽管通常使用双皮质钛钉固定,但左旋聚乳酸可吸收螺钉也可以成功达到这一目的(图 7.12k)。

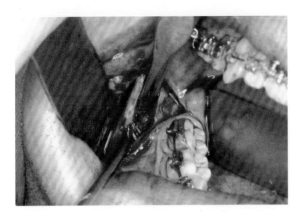

图 7.12f　使用史密斯撑开器逐渐将近心骨段的侧面与下颌骨的其余部分(远心骨段)分开

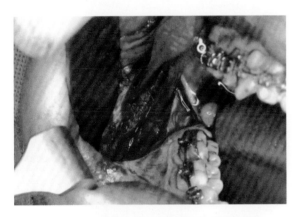

图 7.12g　近远心骨段逐渐分离,避免颊侧或舌侧骨密质骨折

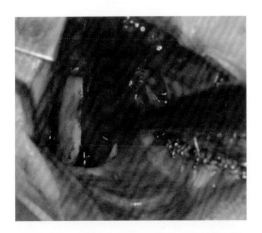

图 7.12h　近远心骨段逐渐分离后可以辨认出下牙槽神经血管束

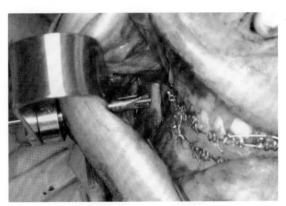

图 7.12i　穿颊侧入路直接进入骨切开部位

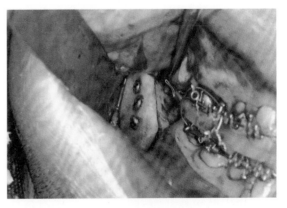

图 7.12j　植入三个双皮质骨螺钉用于固定下颌升支矢状劈开的骨段

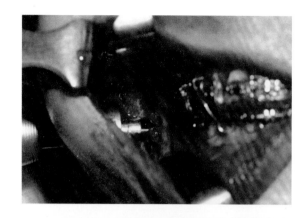

图 7.12k   聚左旋乳酸可吸收螺钉用于固定矢状劈开骨切开术的骨段

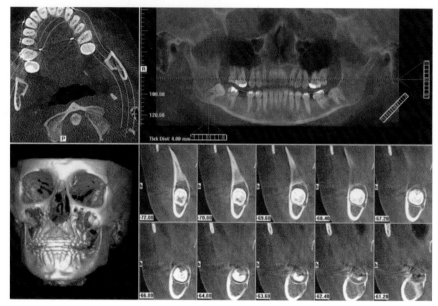

图 7.12l   CBCT 显示了下颌升支的中外侧宽度、下颌孔的位置以及下牙槽神经的走向

7.4.3   髁突骨段的处理

在矢状劈开骨切开术固定期间最重要和最棘手的操作是在其正常解剖位置精确地重新定位髁突或近心骨段。目前已有多种定位板和髁突引导装置可以将髁突引导入关节窝中(图 7.13a),然而,这些装置在实际应用中麻烦且耗时,限制了它们作为常规方法被广泛使用的可能(图 7.13b)。应尽量将髁突保持在其窝内,避免后移。在口外

下颌角处轻轻施与垂直压力,同时在口内升支骨前缘轻微后推将有助于髁突定位于关节窝中(图 7.13c)。

下颌后退时需要从近心骨段的前缘去除部分骨质,骨段适当地重叠并予以充分固定。

下颌骨的不对称移动倾向将导致一侧近心段向侧方移位。由于下颌支的形状和角度是相对于正中矢状面的关系,髁突也可能在下颌对称向前运动时发生侧向位移。在骨段实现的骨接触固定时应避免髁突段(近心段)内侧扭转。

可以从近心端段的内侧表面去骨,以实现在固定时骨段之间的协调,从而使近心骨段的扭转达到最小。这样处理可以减少术后 TMJ 功能紊乱的发生,髁突不必要的过度重建以及下颌畸形的复发。

对于大多数病例,在进行下颌升支矢状劈开术后不需要引流。用可吸收缝线缝合口内切口,5 个 0 的 Ethilon 线用于面颊的穿颊皮肤切

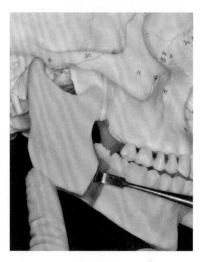

图 7.13c　通过在口外下颌角处轻轻施与垂直压力,同时在口内升支前缘轻微向后推,将有助于髁突定位于关节窝中

口。术后采用微弹性牵引将下颌骨引导至新的位置。

7.4.4　并发症

术中

这种骨切开术最常见的手术并发症是下颌骨的意外折裂,其可能表现为以下的一种或多种情况:

1. 下颌骨远心骨段的舌侧骨板骨折。
2. 近心骨段的颊侧骨密质骨折。
3. 未能将近远心骨段分开。
4. 下颌升支骨折。

用力过猛可能是造成下颌骨折裂的主要原因。解剖变异也可能是患有综合征的病例的常见原因,并可能导致下颌骨意外折裂。术前常规拍摄锥形束 CT,可以评估下颌升支内外侧骨板厚度和下牙槽神经的位置,最大限度地降低这种并发症和下牙神经损伤出现的可能(图 7.12l)。已经有研究表明,术前早期拔除下颌智齿可以将矢状劈开骨切开术中发生意外骨折的风险降到最低。

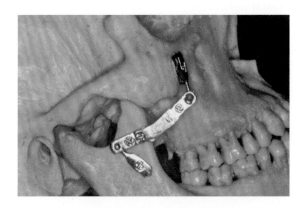

图 7.13a　髁定位装置,保持下颌升支和颧骨之间的关系

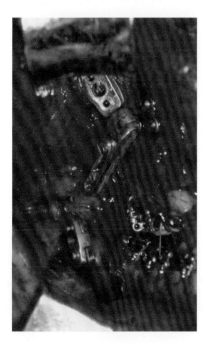

图 7.13b　插入髁定位装置

一般,术前认真设计规划,术中细致操作,在下颌体及下颌支劈开时避免暴力操作,可以避免这些并发症的发生。舌侧骨板骨折时需要使用颊侧骨固定钛板来固定折裂骨段。如果断裂的舌侧骨段周围的黏骨膜是完整的,则可以将其保持在适当的位置。使用微型固定钛板将破裂的颊侧骨板复位固定,小的骨段可以被安全地移除或者当作骨移植物。在下颌骨劈开前,下颌升支的水平骨折可能需要固定。在某些不能实现升支矢状劈开的特殊情况下,医生可中止手术,在下颌需要后退的情况下,可以考虑在乙状切迹下行下颌垂直骨切开术,而在下颌需要前移的情况下,可以采用下颌体部骨切开术和骨移植术。

由于以下原因,矢状劈开骨切开术可导致下牙槽神经损伤:

1. 对神经解剖位置和走行了解不足。这些信息只能通过术前分析患者 CBCT 来准确掌握(图 7.121)。

2. 在升支的近心骨段施加过大的力。

3. 将颊侧骨切开的深度延伸到骨密质以外。

4. 垂直骨密质切开的切割可能过深。

5. 螺钉固定过程中穿透神经束。

在矢状劈开截骨术中如果切到神经,可能需要神经吻合。仅仅被挫伤的神经会逐渐恢复,但此时患者可能会出现感觉改变。这种改变通常表现为感觉异常而不是完全麻木。

即刻术后并发症

术后最常见的并发症是疼痛、肿胀和张口受限。这些情况可能会在手术后几天内得到缓解。更严重的并发症是在颌间弹性固定去除后立即出现的。这可以表现为以下临床特征之一:

1. 前牙开𬌗。

2. 开口时下颌向一侧移位。

3. 随着覆盖的增加,下颌骨向后移位。

术后短期并发症通常是由手术时内固定过程中髁突段的移位造成的。术后 X 线片可以显示髁突段的移位,需要通过再次手术,将髁突段重新复位至正确的位置。

长期并发症

在接受下颌支矢状骨劈开术的患者中,下唇感觉改变是最常被报道的长期并发症。其表现形式有特定区域的感觉改变,也有下唇的完全麻木。在大多数病例中,患者表现出对这种并发症的高度适应性。他们唇部感觉的改变不会对生活质量产生较大影响。然而对于智齿拔除导致的下唇麻木,情况可能就并非如此了。

复发是矢状骨劈开术术后的第二大常见并发症,研究已证明导致该并发症的因素如下:

1. 下颌前移量的大小。

2. 术后咬合质量。

3. 矢状骨劈开术固定时的髁突位置。

4. 矢状骨劈开术固定时的稳定性。

5. 由于远心骨段的逆时针旋转,下颌舌骨肌被拉伸。

6. 骨质和术后感染。

7. 术前的髁突形态及大小。

如果能够拥有合理的手术设计,进行准确的手术实施,做到尽量避免髁突移位,保证稳定的内固定和理想的术后咬合,则可以将复发的影响最小化。

由于可能会对舌神经及下颌舌骨肌的支配神经造成损伤,舌与颌下区的麻木也有所报道。大约有 10% 的病例报告了固定钛板和钛钉的感染和暴露,需要手术移除固定装置。某些病例还报道了经颊入路皮肤切口的部位有瘢痕形成。

7.5 下颌支垂直骨切开术

7.5.1 适应证

1. 矫正下颌前突。

2. 纠正下颌骨不对称,一侧使用下颌支垂直骨切开术(VSSO),另一侧可选择使用 SSRO 或 VSSO。

3. 治疗颞下颌关节紊乱病。

4. 需要尽量避免下唇感觉丧失。

7.5.2 手术流程

这个术式最初用于经口内切口入路矫正下颌前突,而后又经历了不断改进。手术在全麻下进行。经口内入路,经乙状切迹至下颌角,将下颌升支暴露于视野中。这里需要使用特殊的牵开器[乙状切迹处的 Bower 牵开器和用来牵开下颌后份软组织的 Levasseur-Merril 牵开器(图 7.14a)],以便在进行下颌升支垂直骨切开术时提供保护。使用摆动锯(图 7.14b)在下颌角前、下颌小舌后,从乙状切迹至下颌角切开下颌升支。切割完成后,将骨膜剥离器插入乙状切迹,横向移动髁突(近心段)段与下颌升支(图 7.14c)。剥离翼内肌附着,使得远心段可向后移动,近心段附着于翼外肌和髁突关节囊

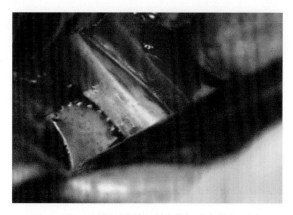

图 7.14b 用摆动锯行下颌升支垂直骨切开术

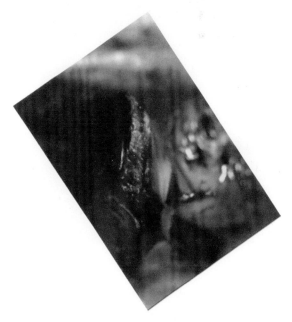

图 7.14c 插入骨膜剥离器,使髁突段(近心段)相对于下颌升支向外侧移位

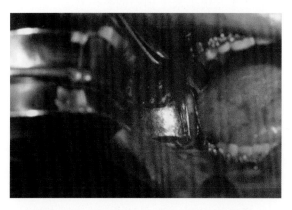

图 7.14a 将 Levasseur-Merril 牵开器放入口腔内,以剥开下颌后部软组织,并为下颌骨升支垂直骨切开提供保护

的外侧(图 7.14d,图 7.14e)。为了避免髁突段的侧向移位,可以应用不可吸收缝合线将髁突段与下颌升支颊侧缝合。这样可以使患者初期骨愈合良好,并防止髁突段下垂。乙状切迹下垂直骨切开术的经典固定方法是颌间固定,之后髁突段可以恢复到术前的解剖位置。然而许多外科医师也尝试使用双皮质螺钉和钛板固定髁突段,以避免颌间固定的诸多不便。内固定

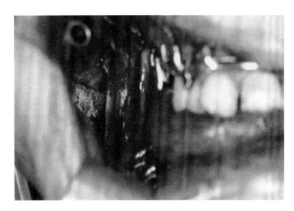

图 7.14d 保持近心段处于下颌升支外侧,行 VSSO

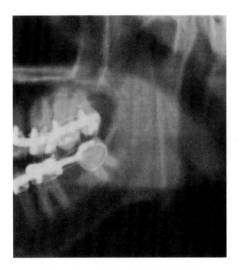

图 7.14e VSSO 的 X 线片影像

可能需要穿颊侧入路以植入钛板或螺钉。

与矢状劈开截骨术相比,采用 VSSO 治疗下颌前突可避免或减少下列并发症发生的可能:

1. 下牙槽神经损伤。

2. 术后下颌前移复发。

3. 髁突段移位。

然而,VSSO 手术中下牙槽神经的损伤无法完全避免。颌间固定可能妨碍术后的短期恢复,尤疑给患者带来极大的不便,建议术后延迟数天应用颌间固定以助于术后恢复。尽管如此,近心段下移和前牙开𬌗的风险依然存在。一些医生认为颌间固定的时间可减少至三周。

7.5.3 并发症

VSSO 最常见的手术并发症是骨切开线方向不佳导致近心段至下颌后缘骨折。为避免此类并发症发生,应充分暴露下颌支外侧表面、使用特定的牵开器进行手术,并使用合适的直角摆动锯进行骨切割。对于高位接近髁突的骨切开,骨切开段的固定往往较为困难,在这种情况下,应采用颌间固定,并将其视为髁突下骨切开或骨折处理。下颌骨后缘靠近下缘的位置骨折可能需要坚强内固定。

髁突近中向移位和大量出血也是被报道的 VSSO 手术并发症之一。手术过程中,应将髁突段归位,从而使下颌骨可以向后位移。手术过程中应严密止血,骨切开完成后近心段侧向位移可能更有利于控制出血。建议在手术后 24 小时使用微型引流管。

VSSO 术后最常见的短期并发症是轻微的髁突段下移,这可能需要进一步的手术干预来修整其下端。在缝合前检查髁突段,并使用骨间钢丝或粗的不可吸收缝线改善其对下颌骨段的贴合,可以有效地防止此类并发症发生。很少需要第二次手术干预来调整髁突段,随着时间的推移,下颌骨下缘会发生改建重塑。

由于术后髁突位置下垂会导致前牙开𬌗及覆盖减少,术后复发成为最常见的长期并发症。术中将髁突段固定在合适的位置,可以最大限度地避免这种情况发生。另外适当修整下颌升支也可以一定程度避免上述情况发生。术中应充分剥离髁突段的翼内肌附着,使得下颌骨可以无阻碍地后移。

据报道 VSSO 后下唇的感觉异常也有出现。通过使用 Levasseur-Merill 牵开器,仔细地规划手术以及确保垂直骨切开线在下牙槽神经的后方,可以较容易地避免这种情况发生。在极少情况下,下唇感觉异常是由于面部不对称病例的解剖学变异所致,这些病例可以通过术前颏顶位(submento-vertex)X 线片或 CBCT 扫描来评估。对于轻度不对称,应先对较为容易的下颌突出的一侧进行手术,因为它可以使另一侧获得更好的手术入路。如果有以上这种问题,应提前告知患者相关风险。为避免下牙槽神经受损,也可选用颌下皮肤入路。

7.6　下颌体部骨切开术

7.6.1　适应证

1. 纠正下颌骨体部过长造成的下颌前突。
2. 纠正下颌骨不对称。单侧使用下颌骨体部骨切开术,对侧使用或不使用下颌骨升支骨切开术。

这一术式为下颌骨提供了良好的近、远心段接触,将对下牙槽神经的损伤降到了最低,并且具有优良的长期稳定性。

7.6.2　手术流程

这一术式于全麻下经口内入路进行骨切开术。通过切除从颊侧到舌侧的骨段,来实现下颌骨体部长度的缩短,同时保存了下牙槽神经的完整性。第一磨牙区是下颌骨体部骨切开的常用部位。不过,骨切开部位还取决于无牙区或拔牙的位置,并且和预先计划的最终咬合有关。在某些情况下,拔除第一前磨牙可以充分减少下颌的长度,避免下牙槽神经管的暴露。掀起颊黏膜骨膜瓣,充分暴露牙槽嵴到下颌骨下缘的下颌体部区域。同时使用骨膜剥离器可以保护相邻的舌黏膜骨膜,而不破坏黏膜骨膜瓣的完整性。此步骤中,颊侧骨密质和下颌骨下缘是完整的。

使用裂钻作两条间距为去骨宽度的垂直骨切开线和一条高度位于下牙槽神经以上 2~3mm 的水平骨切开线(图 7.15a),在术前影像

的辅助下将下牙槽神以上的骨段去除(图 7.15b),此时骨切开的范围只局限于骨密质,仍保持下颌下缘的完整性。

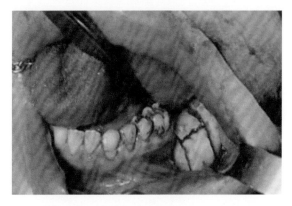

图 7.15a　行两个垂直骨切口,表示被切除骨段的宽度,再在下牙槽神经上方 2~3mm 行一个水平的骨切口

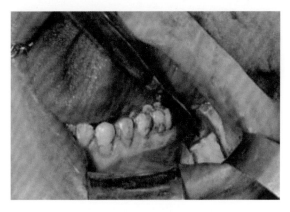

图 7.15b　切除下牙槽神经上方的骨块

去下颌管周围颊侧骨段及其下层骨松质将暴露下牙槽神经和舌侧骨板。用钝性塑料器械仔细地从舌侧骨段上分离神经,为截除下颌骨舌侧骨板提供入路。使用裂钻,分别在下牙槽神经水平以上及以下,分两段切割舌侧骨板(图 7.15c)。近远心骨段用两块固定板(图 7.15d)固定在最终位置上,一块在上下牙槽神经的上方,另一个在其下方。通常在近心段颊侧骨面开窗,或者去除部分骨松质以便仔细地

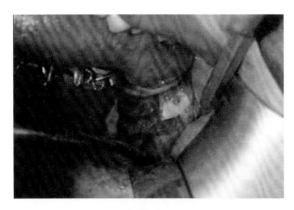

图7.15c　切除下牙槽神经上方及下方的骨块

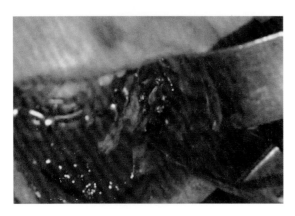

图7.15d　使用两个固定板在最终位置固定骨切开骨段

重新安放下牙槽神经。先进行手术的一侧，可以在下牙槽神经舌侧留下一小块水平骨段，最后再将其移除。这样有利于在进行另一侧手术时保护下牙神经。

该方法还用于延长发育不良的下颌骨。在这种情况下，进行阶梯形的骨密质切割，可以将骨移植物嵌入远心段前移而形成的空间中。这是在下牙槽神经血管束前方进行的，以避免对下牙槽神经造成牵拉。使用两个微型固定钛板进行内固定。

7.6.3　并发症

与此术式相关的并发症是下牙槽神经损伤，但可以通过合理设计并精准实施手术，来避免这些并发症的发生。

7.7　下颌支倒L形骨切开术

此术式是延长下颌骨升支高度的最有效的方法之一。当下颌升支前徙量较多，超过了下颌骨矢状劈开前徙的极限时，也可以采用这一术式。通常情况下，这一术式需要植骨，一般需要口外皮肤切口。

7.7.1　适应证

1. 严重的下颌骨升支垂直向发育不足。

2. 矫正下颌骨不对称的缺陷侧，同时对侧可以行下颌骨升支骨切开术。

3. 需要大幅度的下颌升支前徙，前徙量大于下颌骨矢状劈开所能带来的前徙量（图7.16a）。

7.7.2　手术流程

此术式可从口内入路。剥离黏骨膜瓣以暴露下颌支的颊面。之后剥离舌侧黏膜骨膜瓣，以暴露舌侧，从而保护下牙槽神经。第一个水平骨切开切口使用裂钻或矢状锯（图7.16b），在下颌小舌水平的上方切开舌侧及颊侧骨密质，保持下颌支后缘完整。经口外皮肤入路垂直骨切开线通常从水平骨切开线的后缘延伸到下颌角（图7.16c）。用直角摆动锯经口内入路也可以实现垂直骨切开，该切口贯穿下颌升支的颊侧和舌侧骨密质。切开后可以沿前后向和垂直向移动远心段，以实现垂直高度的延长和下颌升支的前徙。近心段保持在其术前位置。可在近心段和远心段形成的倒L形间隙中，行自体髂骨移植。下颌升支倒L形切开后可采用两块固定钛板进行固定，一块在下牙槽神经的上方，一块在其下方（图7.16d）。使用这些固定板通常需要经过口内和口外联

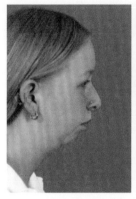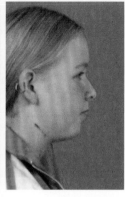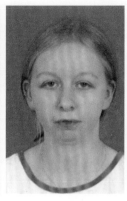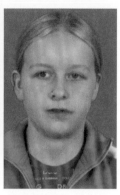

图7.16a　倒L形下颌升支骨切开术患者的正侧面照片,反映了术前术后患者容貌的改变。手术为患者的下牙槽神经提供了保护

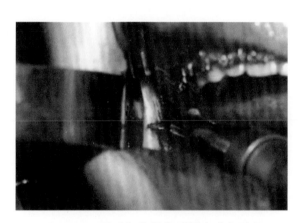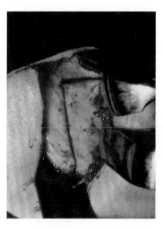

图7.16b　通过矢状锯将下颌小舌水平以上的舌侧和颊侧皮质骨水平切开

图7.16c　为便于固定,口外入路进行的垂直骨切开术通常从水平截骨线后端切至下颌角区

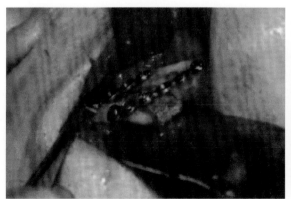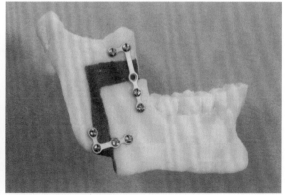

图7.16d　在倒L形骨切开术中运用2块钛板进行坚强内固定

合入路。穿颊皮肤入路切口可以方便双皮质螺钉的固定。

口外入路通常采用颌下切口,切口线一般在下颌骨下缘的皮肤皱褶处。

7.7.3   并发症

该术式偶尔会损伤到面神经的下颌缘支。通过谨慎的外科手术技术可将这种并发症的发生率降到最低。另一个并发症是由口外皮肤切口形成的瘢痕。口内入路可以避免这类并发症发生,但在严重的下颌畸形患者中,单纯的口内入路操作往往较为困难。

7.8   下颌前部骨切开术

7.8.1   下颌前部根尖下骨切开术

按照该手术设计,该手术可以在保持下颌下缘完整的同时,将下前牙槽骨段在任意方向上移动。

适应证

1. 将陡峭的 Spee 曲线整平,使下颌骨可以在手术中前后向移动。

2. 静息状态或大笑时下切牙发育过度或发育不足。

3. 为正畸治疗中难以矫正的下切牙轴向倾斜去代偿。

手术流程

掀起唇侧黏骨膜瓣,露出颏部唇面,在第一前磨牙区域进行垂直骨切开。这一手术入路是通过黏膜表面的弧形切口实现的,弧形切口一般从下唇内侧面延伸到预定的垂直骨切开线,与垂直骨切开线部分后方、颏孔水平上方的远端松解切口相连。前部切口需要切开覆盖颏部

的骨膜。在分离并保护颏神经后进行解剖剥离。充分暴露出颏神经上方和下方的骨面,尽量避免牵拉神经。后面的切口沿着第一前磨牙及其相邻的牙齿,之后掀起牙龈进行垂直骨切开(图 7.17a)。

使用裂钻或矢状锯进行骨切开。垂直切开下颌骨的颊侧和舌侧骨密质,用 Howarth 骨膜剥离器保护舌侧黏骨膜。在此时可以考虑拔除第一前磨牙以引导骨切开。水平骨切开一般使用来复锯进行操作,切割部位在牙根以下大约 5mm 的位置,并延伸到与两个垂直的骨切口连接的部位。水平骨切口应切透舌侧骨密质。

在骨凿的帮助下,使用史密斯扩张器来松解游离骨块。游离的骨块在唇侧有牙龈附着,在舌侧有黏骨膜和颏部肌肉附着。在咬合导板和临时颌间固定的引导下,该牙骨段被移动至其终位置,然后用微型钛板钛钉固定(图 7.17b,图 7.17c)。分层缝合伤口时,首先应将颏肌缝合到黏骨膜瓣。缝合使用 4(0) Vicryle 缝线。

该术式可以与颏成形术相结合,对颏部形态进行单独调整,并保证下颌骨的完整性(图 7.17d)。

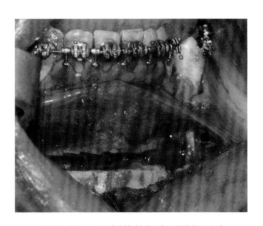

图 7.17a   下颌前份根尖下骨切开术

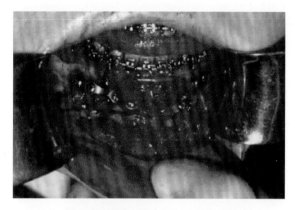

图 7.17b　下颌骨前份根尖下骨切开术，每一侧使用两块钛板进行内固定

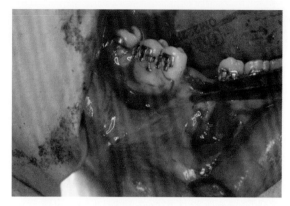

图 7.18a　下颌体前部骨切开术中的黏骨膜瓣

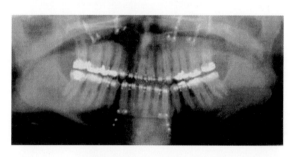

图 7.17c　下颌骨前份根尖下骨切开术的 X 线片影像

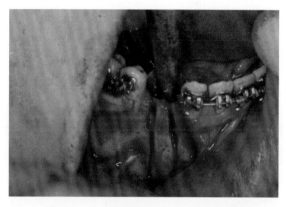

图 7.18b　保护舌侧黏骨膜，在颏神经前方的颊侧进行骨切开

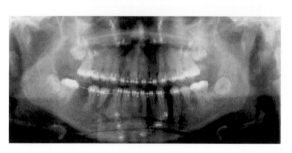

图 7.17d　下颌骨前份根尖下骨切开术和颏成形术的 X 线片影像

7.8.2　下颌前部骨切开术（图 7.18a，图 7.18b）

此术式可以对下颌骨前下骨段（包括下颌骨下缘）进行移动。

适应证

它的适用范围与下颌骨前份根尖下骨切开术相似，但同时也可以对下颌下缘进行调整。它适用于在不损伤牙根情况下进行的分块节段性切开来调整下颌前份垂直向高度不足的病例，需要对下颌前牙-牙槽骨段进行充分移动。

手术流程

在牙槽嵴顶的无牙区，前端以半垂直切口延伸到膜龈联合，远端以弧形切口横跨附着龈（图 7.18a）。剥离黏骨膜瓣充分暴露骨切开区域和颏神经。用 Howarth's 骨膜剥离器保护黏骨膜，使用裂钻或矢状锯在颊侧骨密质上做两个垂直骨切口，以允许下颌骨前段后移（图 7.18b）。使用裂钻或刮匙，截除舌侧皮质以完成骨切开术。在此过程中,保持舌侧黏骨膜的完整性是必要的(图 7.18c)。而后,分别使用两块钛钉钛板固定,一块放置在颏神经上方,一块在其下方(图 7.18d,图 7.18e)。

该术式可与颏成形术(图 7.18f)相结合,以使四分块的下颌骨-颏部骨段与牙槽骨段在不同方向上移动。四个骨段的固定较为复杂,使用咬合导板和进行临时颌间固定是达到切牙及左右后牙理想咬合关系的关键。前部牙-牙槽骨段与下颌骨体需要在颏神经上方用微型钛钉钛板做固定;类似地,颏部与下颌骨下段需要在颏神经下方用微型钛钉钛板做固定。

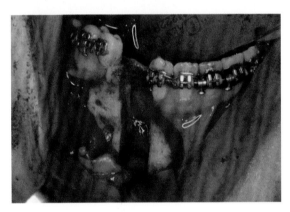

图 7.18c　保留完整舌侧黏骨膜瓣的同时完成下颌前份骨切开术

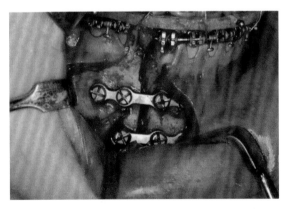

图 7.18d　使用两块固定钛板进行下颌骨前份骨切开术的坚强内固定,一块位于颏神经上方,一块位于其下方

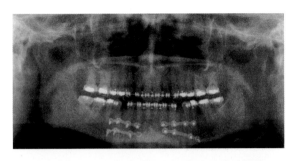

图 7.18e　下颌体前部骨切开术的 X 线片影像

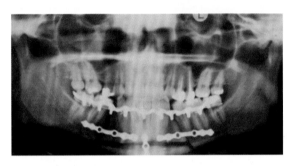

图 7.18f　下颌体前部骨切开术和颏成形术的 X 线片影像,手术将下颌骨分成了四块

7.8.3　并发症

1. 神经损伤

通过手术中仔细解剖并保护神经,来尽量避免神经损伤的情况出现。钛钉钛板的固定螺丝应在远离神经孔和神经走行的位置进行固定。

2. 骨面暴露

仔细地剥离黏骨膜并避免损伤附着牙龈,从而将这种风险降至最低。仔细地将肌肉和黏膜分层缝合,有助于保证牙骨段的血供并促进愈合。

3. 舌侧黏骨膜瓣损伤

舌侧血液供应缺失可导致牙髓失活,甚至造成节段骨坏死,后者将导致严重的畸形。必须小心移动牙骨段,确保黏骨膜瓣不受损伤。

7.9　颏成形术

颏成形术是矫正颏部畸形最常用的手术方

式。手术通常在全麻下进行,但在某些国家,这项手术也在局部麻醉镇静的情况下成功实施。

7.9.1　适应证

1. 矫治颏部后缩。
2. 矫正颏部前突。
3. 在面下部垂直高度过长时,减少垂直高度。
4. 在面下部垂直高度过短时,增加垂直高度。
5. 矫治颏部不对称。
6. 同时和上颌或下颌正颌手术一同进行,在更加理想的位置上重塑颏部。

7.9.2　手术流程

手术通常通过口内入路暴露颏部,从右第一前磨牙至左第一前磨牙剥离其黏骨膜瓣(图7.19a)。先切开唇侧黏膜,再切开颏肌。手术结束时,应仔细地对其进行再缝合,分离并保护颏神经。使用小裂钻进行垂直向和水平向标记,指导颏部骨块的位移。骨切开术通常采用直来复锯进行操作,这样可以在切开唇侧和舌侧骨密质的同时,将骨表面组织损伤的可能降至最低。根据计划对颏部骨块进行位移,可以向前或向后位移,或是向右或向左旋转以纠正

不对称(图7.19b)。通过切除部分颏部骨块中段,使颏部垂直高度降低。通过向下移动颏部骨块并植入羟基磷灰石块或自体骨移植物来填充所形成的间隙,从而实现颏部垂直高度的延长(图7.19c)。

目前已有多种方法可以用于骨段的固定,例如可以选择用三至四根骨间金属丝(图7.19d),或者用双皮质螺钉,或者用预弯的颏成形固定钛板(图7.19c),再或者用2mm标准钛板进行固定。手术伤口要分层缝合,并仔细将颏肌复位,以避免唇部下垂。

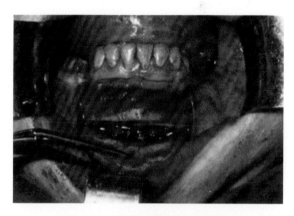

图 7.19b　将游离段移动到期望位置

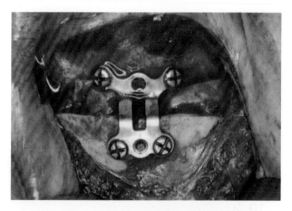

图 7.19c　使用自体骨移植填满垂直增加的颏成形间隙,并采用预弯钛钉钛板固定

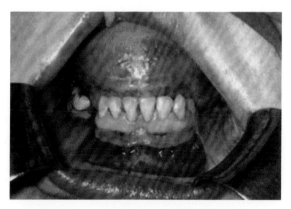

图 7.19a　从右至左第一前磨牙剥离唇侧黏骨膜瓣,暴露颏部

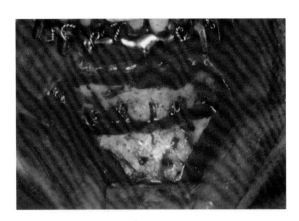

图 7.19d　使用三个骨间金属丝固定前徙的颏部骨段

7.9.3　并发症

最常见的并发症是颏部截骨时,损伤到附着于颏部内侧骨密质的颏舌肌而引起的大量出血。应使用标准技术来实现止血。下唇部分麻木也是该手术的术后并发症之一。可以通过在骨切开过程中小心地保护颏神经,来最大限度地避免术中神经的损伤。

7.10　术前、术中医学考量及术后护理

7.10.1　手术知情同意书

患者应充分了解手术细节、临床预后和并发症。术前应对患者告知并详细说明手术方式,并附上描述手术方式和潜在并发症的信息表。近来已有机构使用教学视频剪辑和交互式平板设备,来确保患者充分知情并为手术做好准备。患者和外科医师签署的同意书应保存在有医疗法律效力的病历中。

7.10.2　血液学检查

a. 所有患者在正颌外科手术前均应考虑是否存在凝血相关疾病。术前需检测是否存在异常出血倾向和凝血功能障碍,并充分应对这些不利于手术的因素。

b. 应进行全血细胞计数和血红蛋白浓度相关检测。

c. 对慢性肝病患者进行尿液分析和肝功能检查,并询问其饮酒史。

d. 对于老年人或根据其病史认为有需要的患者,需要行心电图或胸部 X 线检查。

e. 尽管正颌手术不常进行输血,但安全起见在复杂的正颌手术之前应该备血。

f. 根据患者的年龄、性别、BMI、吸烟习惯、手术预期长度和髂骨移植的需要来使用低分子量肝素,以降低深静脉血栓形成的风险。

7.10.3　手术注意事项

减少术中失血量

进行降压麻醉并局部应用 1/80 000 肾上腺素可显著减少术中失血。可使用抗纤维蛋白溶解药剂和双极性透热疗法,使失血量最小化。

减轻术后面部肿胀(抗水肿)

在诱导麻醉下静脉注射地塞米松 8mg(甲强龙 250mg),并在术后 24 小时内,每 6 小时重复注射一次。在最后一次地塞米松注射 4 小时后,肌内注射长效类固醇甲基去氢化可的松 80mg,将进一步减轻术后面部肿胀并促进恢复。

疼痛

术后可立即皮下或静脉注射吗啡,剂量为 10mg p. r. n(编者注:pro krenata, p. r. n, 必要时),每 4 小时重复一次,以控制疼痛。使用阿片类药物应采取相应的预防措施。在手术中使用长效局部麻醉药物也可减少术后疼痛。

7.10.4　术后常规护理

气道和呼吸

术后确保气道通畅是非常重要的。血氧饱

和度降低、呼吸速率增加和左右肺叶不均匀扩张是呼吸阻塞的表现(图 7.20)。术后与术前胸部 X 线片可明确对上述情况进行诊断。将血液吸入主支气管可能导致相应肺部部分塌陷。使用纯氧、雾化和理疗是十分必要的。在某些情况下,使用支气管镜抽吸血凝块也是必要的。

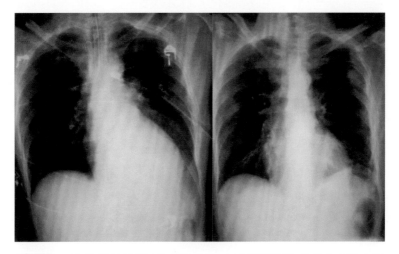

图 7.20　AP 胸部 X 线显示物理治疗后,由于呼吸阻塞,肺的左右肺叶呈现不均匀扩张

血液循环

术前和术后 24 小时内应仔细监测血液和体液的丢失情况。

在手术时间较长时,可以使用导尿管来监测体液平衡情况。使用止吐药物如甲氧丙酰胺 10mg 可以减少呕吐。对患者而言,呕吐不仅十分痛苦,也是体液流失的原因之一。当血红蛋白水平显著降低时,除了输血外,也要静脉输注哈特曼氏液以维持液体平衡。

抗生素

住院期间静脉注射抗生素可以减少术后感染,特别是在进行植骨的情况下。植骨病例术后提倡使用抗生素。

饮食

术后数小时后鼓励患者进食流质食物。可以在 24 小时内注射哈特曼氏液,以维持患者的体液。术后最初几天患者应摄入流食和软食。应尽量摄入高热量混合食物,并尽快使用 0.2%氯己定漱口液及小的软头牙刷来维持口腔卫生。

7.11　牵张成骨术

牵张成骨术需要以 1mm/d 的速率控制两端的牵张骨段逐步分离。这在牵张骨段之间为组织愈合创造了活跃的代谢环境。通过成骨与造血级联反应,软骨痂逐步被成骨相关的细胞填充,在牵张间隙内开始成骨。Ilizarov 后来又对长骨中的牵张成骨进行了推广(图 7.21a),如今,这种方法也用于延长颌骨。以下是牵张成骨术的基本原理:

1. 骨切开

在需要延长的骨段进行骨切开术。骨切开线的方向影响成骨的形状。应保持骨膜完整以维持血供,提供最大的成骨潜力。

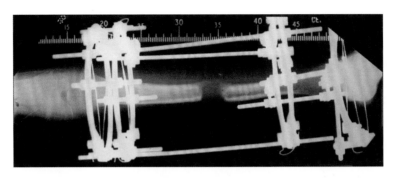

图 7.21a   用于延长骨的 Ilizarov 牵张器

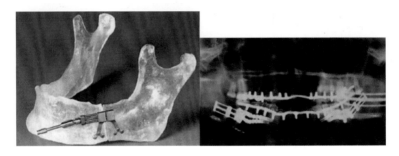

图 7.21b   用于延长下颌骨的口内牵张器

2. 牵张方向

按照预先计划的方向分离并牵张两个骨段。基于牵张方式可分为单向[前后向(图 7.21b)、垂直向(图 7.21c)或近远中向(图 7.21d)]牵张成骨、双向牵张成骨(图 7.21e)及多向(图 7.21f)牵张成骨。

3. 间歇期

骨切开术后,开始牵张之前需要一定的时间间隔,以便形成健康的血凝块和软骨痂。这个过程通常需要四到七天,具体时间取决于骨的类型和患者的年龄。

4. 牵张速率

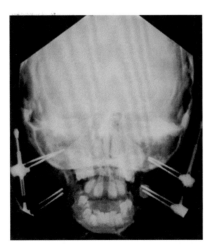

图 7.21c   下颌骨升支部位的单方向垂直牵张

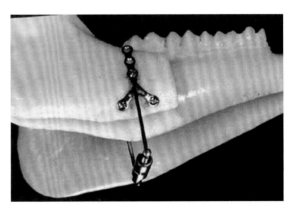

图 7.21d   下颌骨体部近远中方向的单方向牵张

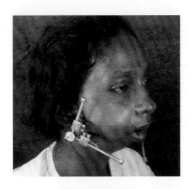

图 7.21e　下颌骨双向牵张成骨同时延长下颌骨的高度和前后向长度

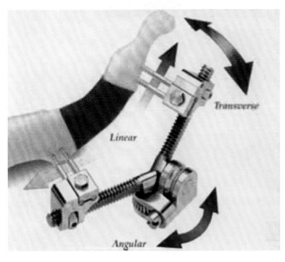

图 7.21f　多方向牵张器可以在水平向、垂直向和近远中向牵张成骨

分离骨段的速率通常为 1mm/d。这也取决于患者的年龄和牵张骨段的成骨潜能。

5. 频率

频率即实现牵张速率所需的次数。在大多数情况下,每 12 小时牵张 0.5mm。增加牵张的频率和骨增量的次数将提高成骨的质量。

6. 稳定期

在完成所需的骨段延长后,将牵张装置留在适当位置,使得骨段之间的骨骼愈合和重塑。其保留时间取决于牵张区域的大小、患者的年龄和成骨的质量。稳定期时间长度通常是牵张期的四倍。

7.11.1　下颌骨牵张成骨术

适应证

1. 严重的下颌后缩或下颌发育不足的程度超出了传统 SSRO 的治疗范围。

2. 下颌升支垂直高度不足。

3. 由单侧下颌支的垂直高度过短或单侧下颌体前后向长度不足造成的下颌不对称。

4. 下颌宽度狭窄。

5. 髁突切除术后重建新的髁突。

6. 节段性下颌骨缺损。

7. 需要避免自体骨移植。

应用牵张成骨来延长下颌骨可以使用单侧(图 7.22a)或双侧(图 7.22b)口外装置。口外装置的主要并发症是皮肤瘢痕的产生,潜在的面神经损伤,皮肤切口感染,患者接受度低和患者面临的社交障碍。然而,口外牵张成骨术在控制成骨方面具有优势。口内牵张器的使用(图 7.23)可能影响口腔卫生。患者的配合对于避免外科手术部位感染是非常重要的。目前也有使用自动连续牵张成骨方法(图 7.24a,图 7.24b)实现下颌骨延长的报道,这种方法的优点在于其可以进行多步连续牵张而不受患者操作的影响。

7.11.2　上颌骨牵张成骨术

牵张成骨术是 Le Fort Ⅰ水平上非常有效的前移上颌骨的方法。

适应证

1. 由唇部或腭部瘢痕形成的唇腭裂病例(图 7.25a),以及上颌骨宽度和高度不足的病例。

2. 在非唇腭裂病例中上颌骨所需前移量超过传统 Le Fort Ⅰ型骨切开术提供量的情况。

3. 需要上颌前伸大于 10mm 而不进行骨移植的患者。

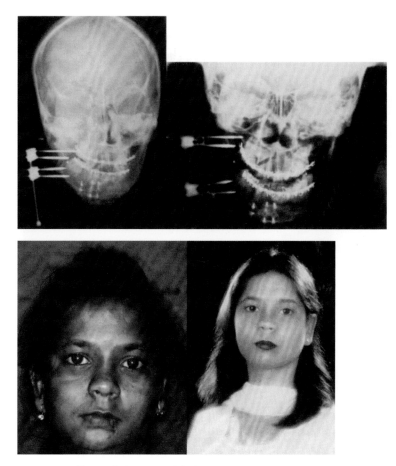

图 7.22a　使用口外牵张器的单侧牵张成骨术,延长右侧升支高度并矫正
面部不对称的 X 线片

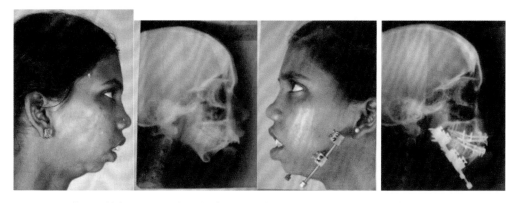

图 7.22b　使用口外牵张器的双侧下颌牵张成骨术矫正严重下颌骨缺损,其侧位 X 线片和侧面
照片

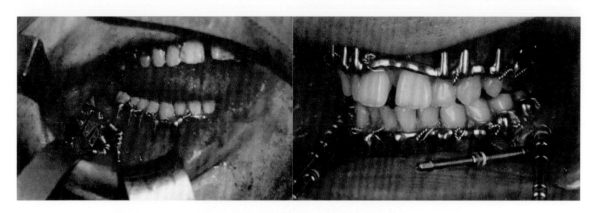

图 7.23　口内双向牵张成骨术,一根牵张杆用于前后向牵引,另一根用于垂直向调节

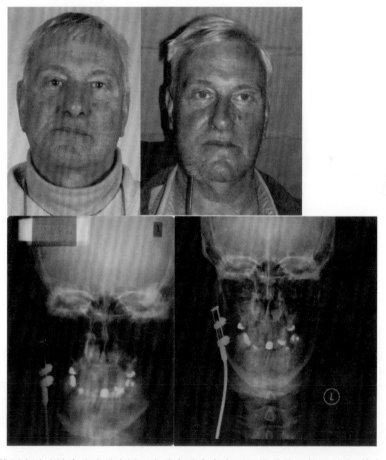

图 7.24a　使用自动连续牵张成骨术矫正右升支垂直高度不足导致的面部不对称,其术前术后的后前位片和面部照片如图所示。资料来源:Ayoub, A. F., Richardson, W. and Barbenel, J. C.（2005）Mandibular elongation by automatic distraction osteogenesis:the first application in humans. *Brit J Oral Maxillofac Surgery*,43,324-328. Reproduced with permission of Elsevier.

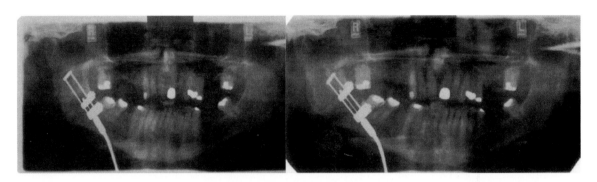

图 7.24b　自动连续牵张成骨术矫正下颌不对称,其术前和术后的全景片如图所示。资料来源:Ayoub, A. F. ,Richardson, W. and Barbenel, J. C. (2005) Mandibular elongation by automatic distraction osteogenesis:the first application in humans. *Brit J Oral Maxillofac Surgery*,43,324-328. Reproduced with permission of Elsevier.

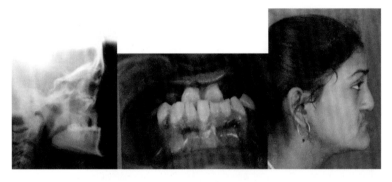

图 7.25a　伴有上颌发育不足和牙弓塌陷的唇腭裂病例。资料来源:Jayade et al. (2006). Reproduced with permission of Elsevier.

4. 在儿童患者中避免使用影响面部生长的金属钛板进行内固定。

口外牵张成骨(图 7.25b)通常可以达到满

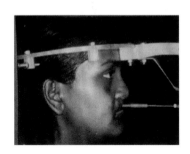

图 7.25b　Glasgow 口腔外牵张装置在上颌发育不足患者矫正中的应用。资料来源:Jayade et al. (2006). Reproduced with permission of Elsevier.

意的稳定度(图 7.25c)。由于在整个治疗过程中,软组织会随着切开的牙骨段逐渐扩大,因此使用牵张成骨术前徙上颌骨具有较高的术后稳定性。

7.11.3　压缩双焦点和多焦点牵张成骨术

牵张成骨术可用于重建节段性骨缺损。在缺损处切开一段包含骨膜的骨段(运输盘)并逐渐牵张。运输盘的近中组织被压缩,远中组织被牵拉。通过切开两个运输盘,一个在缺损近心端,另一个在缺损远心端,可以实现三焦点牵张(图 7.26)。在每个运输盘和其毗邻骨段之间,通过牵张成骨

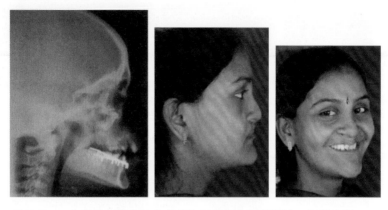

图 7.25c　上颌骨牵张成骨术术后的 X 线片和面部照片。资料来源：Jay-ade et al. (2006). Reproduced with permission of Elsevier.

术实现成骨。此外，逐渐压缩两个运输盘之间的组织，直到它们在缺损中心相遇，可以有效重建下颌连续性骨缺损并改善面部容

貌（图 7.26）。当两端运输盘相遇时，运输盘之间交界的边缘应有新鲜创口，以成功建立骨联合。

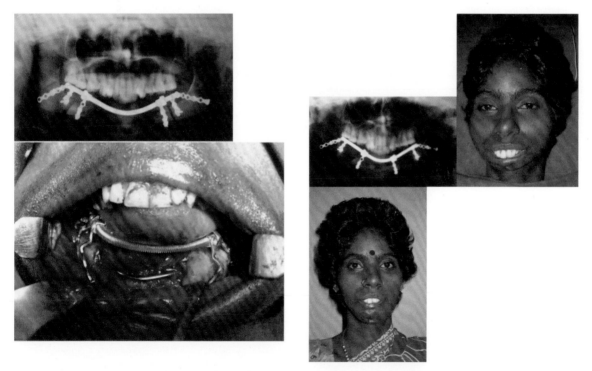

图 7.26　术前术后的全景片和口内照片，显示患者下颌骨连续性缺损。通过使用两个运输盘的三焦点口内牵张成骨术重建下颌骨，来改善面部外观。

7.12　参考文献

Ayoub, A.F. and Richardson, W. (2001) A new device for micro-incremental automatic distraction osteogenesis. *British Journal of Oral Maxillofacial Surgery*, **39**, 353–355.

Bell, W.H. (1977) Correction of maxillary excess by anterior maxillary osteotomy. *Journal of Oral Surgery*, **43**, 323–332.

Collins, P. and Epker, B.N. (1982) Alar base cinch: A technique for prevention of alar base flaring secondary to maxillary surgery. *Oral Surgery Oral Medicine Oral Pathology Journal*, **53**, 549–553.

Cupar, I. (1954) Die Chirurgie behandling der form und stellingsveren drungen des oberkiefers. *Ostmatol*, **51**, 565.

Dal Pont, G. (1961) Retromolar osteotomy for the correction of prognathism. *Journal of Oral Surgery Anesthesia and Hospital Dental Service*, **19**, 42–47.

Hall, H.D. (1992) Intraoral vertical ramus osteotomy. In: Bell, W.H. (ed.). *Modern Practice in Orthognathic and Reconstructive Surgery*. Mandibular Prognathism. Philadelphia: Saunders, 1992.

Hunsuck, E.A. (1968) A modified intraoral splitting technique for the correction of mandibular prognathism. *Journal of Oral Surgery*, **26**, 249–250.

Ilizarov, G.A. (1988) The principles of the Ilizarov method. *Bulletin Hospital for Joint Diseases Orthopedicas Institute*, **48**, 1–11.

Ilizarov, G. (1989) The tension-stress effect on the genesis and growth of tissues. Part 1 The influence of stability of fixation and soft tissue preservation. *Clinical Orthopedics Related Research*, **238**, 249–281.

Ilizarov, G.A. (1989) The tension-stress effect on the genesis and growth of tissues. Part 2 The influence of the rate and the frequency of distraction. *Clinical Orthopedics*, **239**, 263–285.

Jayade, V., Ayoub, A.F., Khambay, B.S., Walker, F.S., Gopalakrishnan, K., Malik, N.A., Srivastava, D.S., Pradhan, D.R. (2006) Skeletal stability after correction of maxillary hypoplasia by Glasgow extra-oral distraction device. *British Journal of Oral Maxillofacial Surgery*, **44**, 301–307.

Kole, H. (1995) Surgical operations on the alveolar ridge to correct occlusal deformities. *Oral Surgery*, **12**, 413.

Le Fort, R. (1901) Etude experimentale sur les fractures de la machoire superieure. *Rev Chir*, **23**, 208–227.

Obwegeser, H. (1965) Eingriffe an Oberkiefer zue Korrektur des progenen Zustandsbildes. *Zahnheilk*, **75**, 365–374.

Precious, D.S., Goodday, R.H., Bourget, L. and Skulsky, F.G. (1993) Pterygoid plate fracture in Le Fort I osteotomy with and without pterygoid chisel: A computed tomography scan evaluation of 58 patients. *Journal of Oral Maxillofacial Surgery*, **51**, 151–153.

Shoji, T., Muto, T., Takahashi, M., Akizuki, K. and Tsuchida, Y. (2012) The stability of alar cinch suture after Le Fort 1 mandibular oteotomonies in Japanese patients with class III mild occlusions. *British Journal of Oral Maxillofacial Surgery*, **50**, 361–365.

Snyder, C., Levine, G.A., Swanson, H.M. and Brownie, E.Z.J. (1973) Mandibular link by gradual distraction. *Plastic Reconstruction Surgery*, **51**, 506–508.

Turvey, T.A. (1985) Intraoperative complications of sagittal split osteotomy of the mandibular ramus: Incidence and management. *Journal of Oral Maxillofacial Surgery*, **43**, 504–509.

Wassmund, M. (1935) *Lehrbuch der Probleschen Chirurgie des Mundes und der Kiefer*, vol 1. Leipzig: Meuser.

Wunderer, S. (1962) Die Prognathie operation mittels frontal gastieltem maxillofragment. *Ost Z Stomatol*, **59**, 98.

第8章　高水平骨切开术

学习重点

- 对标准和高水平骨切开术的用法和适应证,以及手术时机的原则有所了解
- 能解释基本的外科手术流程及其背后的原理
- 了解手术的局限性、风险和可能发生的并发症
- 了解长期随访的原因以及由于出生后发育不全而需要多次手术的必要性
- 对寻求治疗的患者的特征能有基本认识

8.1　简介

多种骨切开术可用于矫正面部中份的畸形。这些术式是颌面外科医生矫正颅面畸形和不对称畸形方法中不可或缺的一部分。这其中最主要的就是我们在这里介绍的 Le Fort Ⅱ型骨切开术和 Le Fort Ⅲ型骨切开术。

Le Fort Ⅱ型骨切开术和 Le Fort Ⅲ型骨切开术是基于创伤后形成的骨折线进行操作。在过去40年,经过改良,这两种术式目前主要用于矫正面中部的先天性畸形。它们也可用于创伤后、腭裂继发和医源性(如放疗后)畸形。另外它们还以多种形式改良被用来矫正不对称畸形以及用于颅面畸形的局部骨切开术。

8.2　适应证

8.2.1　Le Fort Ⅱ型骨切开术(图8.1a,图8.1b)

当矫正矢状向及冠状向均有缺陷,但不伴有严重的眼眶发育不全或眼球突出的面中份中线处(鼻-上颌)发育不全的患者时,Le Fort Ⅱ型骨切开术是最有效的。患者可能有某种程度的内眦距过宽或眼距过宽的症状。Le Fort Ⅱ型骨切开术最适合处理 von Binder 综合征(上颌-鼻发育不全)(图8.2)和创伤后患者(图

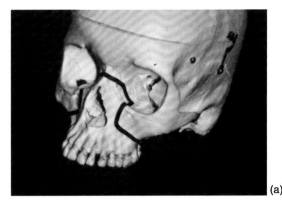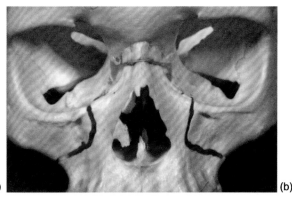

图 8.1　Le Fort 骨切开术的截骨线

8.3）。当患者伴有眶下发育不全时，手术需要向侧面扩大范围，但是这样就有损伤眶下神经的风险。对于有鼻子短小且发育不全并伴有轻

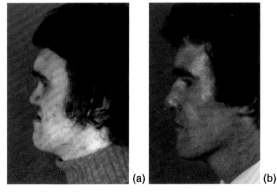

图 8.2　von Binder 综合征患者的术前术后照

图 8.3　使用 Le Fort Ⅱ型骨切开术矫正骨折继发畸形

度矢状向和冠状向缺陷的患者，Le Fort Ⅱ型骨切开术能够发挥最大作用。

8.2.2　Le Fort Ⅲ型骨切开术

　　Le Fort Ⅲ型骨切开术主要适用于治疗上颌骨、颧骨及鼻筛复合体的全面中份发育不足，特别是有眼球突出症的患者。上述症状是伴或不伴颅缝早闭综合征患者的典型表现，他们的颅底和冠状缝一般都受到影响。许多轻度病例可以通过颅下入路手术加以纠正。Le Fort Ⅲ型骨切开术也可以用于未经治疗的创伤后畸形和严重的颅面裂缺陷。为了增加上颌骨垂直高度或者改善咬合关系，通常还需要附加 Le Fort Ⅰ型骨切开术。（Kufner 改良法中鼻筛复合体位置不变，只是前移上颌骨和颧骨，这样偶尔可以达到理想效果，但是大部分病例难以获得良好的咬合关系。因此，最好是做两侧颧骨切开和一个独立的 Le Fort Ⅰ型骨切开术。）

　　Le Fort Ⅲ型骨切开术既可以从颅下入路也可以经颅入路，广泛用于矫正 Crouzon 综合征、Apert 综合征，Carpenter 综合征，Pfeiffer 综合征以及 Saethre-Chotzen 综合征的颅缝早闭畸形。需要注意的是当患者有严重的面中份发育不全伴随轻微的眼球突出时，例如有些 Apert 综合征患者，牵张成骨进行稍大一点的骨前移都有可能导致眼球内陷，这时有必要进行骨移

植来解决这个问题。牵张成骨术对矫正严重的上颌后缩畸形非常有用,因为它在很大程度上避免了大量植骨的情况。大量植骨在儿童年纪很小(1~5岁)的时候很难实现,但这个年龄段正是需要尽快进行手术治疗的阶段。

8.3　手术时机

如果手术主要是为了达到美学效果,那么生长发育期结束的阶段就是治疗的最佳时机(女性在 17~18 岁,男性在 18~19 岁)。可以将正颌手术作为一个单独的手术过程,辅以术前、术后正畸治疗来进行。但是大多数综合征病例,在婴儿时期 8~15 个月左右时就需要进行早期松解颅缝,以使颅脑得以发育。在第一年颅脑可以发育到原来的三倍大小,在这之后体积只会少量增长。颅缝早闭可能会导致颅内压升高,颅脑损害以及视力丧失。因此,需要进行早期手术以消除颅缝过早闭合并前徙额部(眶上部)。之后的阶段,可能会出现较严重的面部畸形,有时还并发鼻后孔闭锁合并面中份后缩,并伴有气道问题和阻塞性睡眠呼吸暂停。由于难以精确调整面部骨骼的位置,早期(小于 18 个月)面中份前徙手术常常难以实施,所以最好等到 5~10 岁再行面中份前徙手术。在手术实施前可能需要行气管切开术或者采用CPAP来维持患者呼吸。在行任何早期手术之前,必须排除其他先天性异常,例如心脏、呼吸和神经系统的异常,并回顾家族史,特别是与其他隐性和显性疾病相关的情况。在进行这类手术之前,还应对儿童和年轻人进行心理评估。

8.4　特殊检查

在手术前,应通过 CT 或 MRI 扫描进行神经学检查,检测颅内压是否升高。另外,还应该用 CT 设备对患者面中、上份进行三维扫描,其轴向和冠向断面检查都必须进行。此外,任何怀疑或确定存在的颅内问题都需要进行额外的MRI 检查,这个程序与制订正颌计划时的后前位和侧位头影测量相同。无论患者存在任何程度的颅面部不对称,三维立体成像都是有助于分析的。口腔内牙列检查、曲面断层摄影和牙科模型检查都要按常规进行。其他检查,如胸片、常规血液学检查、生物化学检查、术前神经外科和麻醉评估也都要进行。除此之外,还要进行其他系统性疾病检查。

8.5　Le Fort Ⅱ型骨切开术手术过程

a. 入路

从口内入路,像 Le Fort Ⅰ型骨切开术一样从左侧颧骨支柱到右侧颧骨支柱切开。掀起黏骨膜瓣,暴露眶下缘、鼻上颌区域以及整个梨状孔。经双边斜行的内眦(内侧)切口通过皮肤进入上颌骨额突,这个区域刚好在内眦静脉的外侧。在鼻背上继续进行骨膜下剥离,将软组织掀起直到眶内,切勿伤及眶下神经、鼻泪管和泪囊。

b. 骨切开术骨切开、移动和重建

使用骨钻作骨切开线,从每侧眶下神经和鼻泪管的中间开始,稍微倾斜向下,然后水平穿过颧骨支柱到各侧的翼上颌连接处(图 8.1)。通过内眦切口,从眶下缘进钻,用小凿子在鼻泪管后方向内侧延伸。使用 Aufricht 牵开器提起软组织,将骨切开线向内延伸通过鼻筛骨侧壁穿过额鼻缝下方的鼻背,与对侧骨切开线汇合。需保持内眦完整,并与提起的骨膜相连。然后,通过一侧的内眦切口,将弯 Tessier 骨凿朝下,分断鼻中隔和犁骨,将骨切开线延伸到鼻咽部,并检查鼻咽部骨切开线的位置。使用 Tessier 骨凿使翼突内侧板的下份与上颌骨分离。用 Rowe 上颌松动钳面中份骨块松动,谨防撕裂鼻泪管。这个操作在创伤后和继发性面裂畸形中

更加困难,这时可以把 Smith 分离器放置于颧骨支柱区以便于 Tessier 移动钳帮助骨块移动。上颌牙列的新位置可以通过𬌗板来核对。每侧植入两块小型钛板来固定牙列的垂直和水平位置。通常还需要在鼻背区域进行一些骨修整,在眶下缘、鼻背、眶内侧和上颌前份骨切开部位进行小块骨移植。向前、下方位移量大时,使用固位钉固定的方式,将上颌牙弓和上颌骨与 Levant 框架固定在正确的空间位置,然后进行植骨及钛板固定,在软组织关创前取出固定钉。

c. 其他的重建步骤

对于继发性面裂畸形,在鼻腔和口腔术区关创前,可能需要在梨状孔和鼻唇区域植骨。在 von Binder's 综合征中,鼻基底和鼻唇区域的黏骨膜广泛剥离上抬后,鼻梁区的骨缺损得到纠正,鼻基底和鼻唇区域通常需要松解和切除部分骨膜以插入翼状骨植入物(颅骨或髂骨),在缺失前鼻棘时来充当前鼻棘。将鼻小柱皮肤垂直切开,插入一个附着在翼状骨移植物上的鼻小柱支撑物,使鼻尖突出。从额鼻缝中线处做一个垂直的小切口并插入一个长骨支柱,用微型钛板或小型钛板将其固定。接下来进行黏骨膜和皮肤关创即可。

8.6 Le Fort Ⅲ型骨切开术手术过程

适应证

Le Fort Ⅲ型骨切开术通常结合植骨技术用于面中份前移以及延长。如果需要同时施行颅骨切取术、颅缝松解术或其他颅内手术,则可以选择经颅入路(但此处不考虑此方法),如果不需要就采用颅下入路。如果还需要对面中份进行延长,通常还得进行 Le Fort Ⅰ型骨切开术。这些手术主要用于综合征型颅面骨结合,偶尔也用于其他畸形,例如软骨发育不全和创伤后畸形等(图 8.4)。

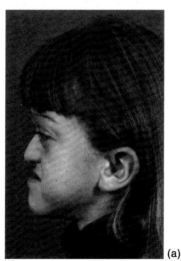
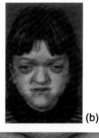
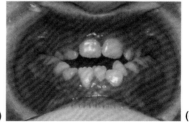

图 8.4 Crouzon 畸形需要使用 Le Fort Ⅲ型骨切开术来矫治

a. 入路

Le Fort Ⅲ型骨切开术基本上是通过一个长的冠状切口向下进入耳前区域。为了减少发际线处明显的瘢痕,通常会在颞筋膜外侧和颅周冠状面应用曲折切口,然后在眶上嵴以上 2~3cm 处从一侧颞筋膜到另一侧颞筋膜切开颅骨膜。将颅骨膜掀开到眼眶处暴露双侧颧骨复合体、颧弓以及鼻筛复合体。眶上神经可以用小骨凿从上眼眶剥离出来，作中线垂直骨膜切口暴露鼻筛骨复合体，然后横向进入眼眶，用缝线标记内眦。内侧鼻窦从鼻眶筛骨复合体骨膜下抬起，接着广泛剥离眶周组织包括眶底。如果这种操作比较困难，也可以向下通过较低的结膜入路。将颞肌从颞窝骨膜下剥离但不掀开。为了更好地暴露颧弓，可以横向切开颞筋膜的外层以避免损伤面神经（颞支），接着颧弓就可以透过脂肪暴露出来。另外还可以通过磨牙区域的两个前庭沟黏膜附加切口进入颧骨复合体，以接近两侧的翼-上颌连接。

b. 骨切开

颧骨可以随着上颌骨整体移动，也可以通过矢状劈开移动到新位置。前者更易实现，特别是针对颧骨体积小的幼儿患者时（图8.5）。颞窝通常非常浅，在切割眶外缘时要谨记避免进入中颅窝。将颧弓从颧颞缝处切

开，或者在颧骨体偏后的位置设计骨切开线。眶外侧骨切开线从颧额缝开始沿眶外侧壁向下延伸到双侧的眶下窝。骨切开线可以经结膜切口进入，穿过眶底，避免损伤位于泪囊后方的眶下神经。在额鼻缝处或靠近额鼻缝处切开鼻骨，骨钻可以稍微向下以避免进入筛状板区或进入颅内。鼻筛区域骨切开线继续延伸向眶内侧壁与眶下骨切开线汇合，要尽量避免对鼻泪管相关组织造成损伤。骨切开线可能会经常被错误定位到漏斗状前内侧壁缺损处。为避免损伤鼻咽部，可以用手指经口腔进入，放置在鼻咽处作为引导，用弯 Tessier 凿沿着额鼻骨处骨切开线向下并稍微向后离断鼻中隔。使用弯 Tessier 凿经前庭沟小切口从上颌骨后方将翼板分离。针对幼儿，可以将凿子放在颧弓下，并用手指隔开，以更容易地实现以上操作。

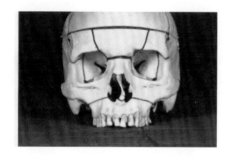
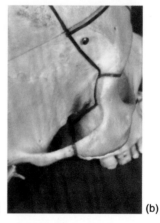

(a)　　　(b)

图 8.5　Le Fort Ⅲ型骨切开术骨切开线

c. 移动

通常我们使用 Rowe 钳，用大而可控的力进行面中份的移动，同时将骨凿放在骨切开部位，特别是额鼻区域或者颧额区域予以辅助。这时候将 Smith 分离器放置在颧骨支柱区域能起到辅助作用。为了前移面中份，需要在两侧磨牙区域放置 Tessier 移动器。这个阶段可能

会大量出血，因此对气道的护理非常重要。用 Rowe 钳将面中份夹住并小幅度缓慢地做"8"字形摇动对骨块的移动和分离有很大帮助。

必须要避免眼球压力太大的情况出现，其通常表现为脉搏减慢。面中份剥离成功后，使用咬合板行颌间结扎固定可以为患者的稳定提供一段术中休息时间。

d. 重建

这可以通过在植入和使用牵引装置后进行 2~3 天的牵张成骨来完成。牵张装置可以前移面中份和鼻筛复合体(图 8.6)。在年轻的成人患者,这个装置可以固定在牙齿和偏上方的鼻筛复合体上。另一种方法是手术前徙面中份,并通过颌间固定以及在额颧缝、颧弓和额鼻区域骨切开线处使用微型钛板来稳定咬合和面部垂直位置。颅骨移植物用于填补眶外缘、眶底、眶内缘、额鼻区以及颧弓等部分的缺损。颅骨移植物通常来自顶骨的外板。当完成植骨及坚固内固定后,可以将颌间固定拆除。

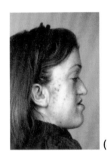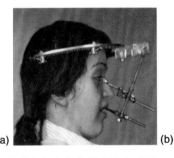

图 8.6　Crouzon 畸形患者牵张成骨术前术后照

内眦通过内侧眼角处一个小的横行切口进行辨认。将细线绕过内眦韧带,两端穿过细管或细针,向后上方到达对侧眼眶内壁,并附着到眶上嵴上垂直的微型钛板。另一侧也是如此。这可以使得眼角稍微向后上方向正确定位。然后可以在板上再植入一颗螺钉,使其从原来的眶上嵴位置向后上方修正。另一侧采用相同方法。

两侧的外眦由细线从皮肤表面提起,再通过皮肤返回固定至两侧眶上嵴。在整个过程中,必须通过暂时性边缘缝合对眼球进行保护。为了避免术后复视以及确保眼眶内容物不会脱垂到眶底,必须对眼球运动进行强制复位测试。在可能发生突眼之前,应该环切眶骨膜,使眶部

脂肪流入扩大的眼眶。在关创前应该将所有的眼眶异位或是眼眶不对称矫正处理好,眶壁的缺陷应该用颅骨移植物填充好。

在额骨上放置两个头部负压引流管。两侧颅骨膜和颞筋膜采用皮下可吸收缝线封闭,复位冠状皮瓣时注意将帽状腱膜缝合到位,用 Raney 夹关闭冠状切口(图 8.7,图 8.8)。

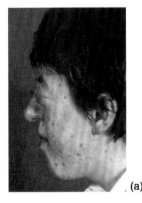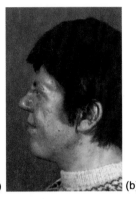

图 8.7　Apert 畸形患者术前术后照

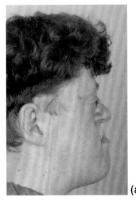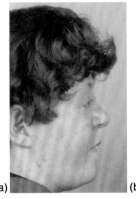

图 8.8　Apert 畸形患者术前术后照

如果面中份高度严重不足,最好在完成 Le Fort Ⅲ 型手术后再通过标准的前庭切口进行 Le Fort Ⅰ 型骨切开术。上颌骨整平后,颌骨会很容易分离。垂直高度缺陷可以通过植骨来填补,颅骨或髂骨移植是常用的方法。使用颌间夹板检查垂直和水平方向改变后,采用标准方

法缝合前庭沟切口。接着就可以松开颌间固定。

偶尔需要在颧骨上进行骨移植。这些可以在 Le Fort Ⅰ 型骨切开术后插入，可以单用钛钉固定，亦可使用钛板结合钛钉固定。

如果下颌骨也需要手术矫正，应该同期完成。

通常使用预防性抗生素，并且短时间内应用大剂量激素，以减少肿胀和感染的风险。还需要适当地监测及保护眼球。

改进：外科医师应考虑实施 Kufner 手术，双侧颧骨切开术，放置骨块移植，消除明显的眶上嵴以及在后期重塑眶缘等操作。轻微的眼距过宽和眶距过大应该被及时修整。常使用骨支撑物来增加鼻的长度以及增加鼻筛复合体的突度。使用 Le Fort Ⅲ 型骨切开术矫正眼眶异位时，特别是在患者伴有斜头畸形时，经颅入路的方法能够获得最佳效果。

8.7　颅底 Le Fort Ⅲ 型骨切开术的优缺点

a. **缺点**

- 无法矫正眶上和前额区域的畸形。
- 无法矫正严重的眼眶异位和眶距过大。
- 难以矫正严重的不对称以及斜头畸形。对此，需要行经颅手术。

b. **优点**

- 感染风险更小。
- 减少颅内并发症，如脑脊液漏、脑膜炎、嗅觉缺失症。
- 无需神经外科介入或硬脑膜修复。
- 明显缩短手术时间，降低感染风险，不累及额窦。
- 如果在患者 11～12 岁时进行早期手术，则其生长发育期结束可以再次进行手术。

8.8　相关解剖区域的并发症

1. 持续畸形：不对称；复发：移动量不够以及固定不牢靠；颞区空虚：关创时未将部分颞肌拉至眶外缘。

2. 眶区并发症

a. 由植骨引起的肌肉闭锁或由单纯眼部肌肉发育不良引起的复视。这些情况可能需要眼部肌肉的手术。

b. 创伤或眼球后水肿引起失明。

c. 眼球内陷或突出：未能有效地处理好眶内容物。

d. 上睑下垂：通常最初就表现出来，但被眼球突出所掩盖——需要行提上睑术或上睑缩小术。

e. 角膜溃疡。术中及术后未能有效保护眼球。

3. 眼角移位

a. 不能完全矫正内眶距过宽，特别是当韧带退化时。

b. 不能找到或正确定位外眦：通常需要轻微过矫正。

4. 颅-脑脊液漏及脑膜炎：偶然的筛骨板区域交通所导致。

5. 脑神经损伤

a. 眼外肌神经受损可能导致第Ⅲ、Ⅳ、Ⅵ脑神经受损所致的复视，这可能是由眶上裂变窄所致。

b. 嗅神经（Ⅰ）损伤可能引起嗅觉丧失，视神经（Ⅱ）损伤可能致盲。

c. 麻木感：眶下神经和眶上神经以及颧面部或颞神经、第Ⅴ脑神经的第一和第二分支损伤导致麻木。

d. 局部面瘫：第Ⅶ脑神经的颞分支损伤所致，罕见。

6. 流泪——腺体很少受影响，但有损伤鼻泪器官的风险，特别是导管和泪囊，可能导致溢泪或者反复泪囊炎发作。

7. 鼻腔:阻塞粘连(纤维带),鼻窦感染和外形不满意等问题。

8. 牙咬合紊乱、前牙开𬌗以及牙关紧闭:由不准确的手术设计,面中份移动量不足和不稳定的正畸治疗过程所致。

8.9 其他面部畸形

8.9.1 Treacher Collins 综合征

这是一种偶发的具有多种表型的显性遗传性疾病。典型表现为颧弓和眶下或眶外侧缘的裂隙缺陷,伴有严重的双侧颧骨发育不全,以及眼裂倾斜。同时患者往往下颌以及髁突发育不良,使下颌严重后缩,颏后缩,下颌支较短并有明显的角前切迹。另外 Treacher Collins 综合征患者也会出现不同程度的上颌发育不全,有时出现腭裂和鼻气道发育不良。患者通常双侧耳郭形态较差,外形皱褶,因第一、二鳃弓结构发育不正常导致听觉传导缺陷。在早期生活中,阻塞性睡眠呼吸暂停可能是显著的特征,需要早期行气管切开术以及在早期行牵张成骨术将下颌前徙。患者往往出现脉络膜裂影响眼和下眼睑,并经常可以看到其睫毛的缺失。对于年龄较大的儿童,常常需要进行骨切开手术伴颧骨移植术,关闭腭裂缺损和必要的植骨过程。根据患者普遍出现的听力发育不全和耳郭形成的情况,在患者长到一定年龄时需要行下颌前徙术和颏部前徙术。如果耳重建难以实行,要使用双侧骨附着性助听器,构建骨附着性义耳(图8.9)。

8.9.2 颅面(半侧颜面)短小症

这是继唇、腭裂之后又一常见的面部畸形。在这里只简单讨论这种疾病对面中份和下颌骨的影响。它偶尔发生,没有遗传基础,是一种多变的第一和第二鳃弓发育畸形性疾病。在

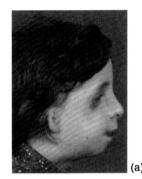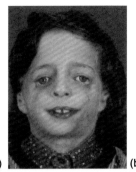

图8.9 Treacher Collins 畸形

Goldenhar 综合征中,双侧发病的情况较少。相较于单侧发病的患者,双侧发病的患者面部较为对称。这种综合征通常伴有眼部缺陷,眶上外侧皮样囊肿和脊椎异常以及双侧传导性耳聋。单侧畸形较为多变,主要导致耳朵和下颌骨以及邻近软组织发育不全。它可能引起面中份,甚至眼眶的发育不全,导致眼睛的发育、外观和功能异常。受影响一侧的咀嚼肌通常发育不良,唾液腺可能消失或变小。该缺陷也可能影响患侧颞骨和耳郭的发育,在严重的情况下,甚至可能导致严重发育不全或缺失,也可能出现外耳道和中耳发育不全的情况。通常可能出现从耳垂开始的单侧横面裂以及唇角处的口裂。与此同时,患侧面部结构的发育也会出现异常,根据其受影响的位置和程度不同,表现多种多样。

如果下颌畸形是患者主要的异常表现,那么使用 Pruzansky 分类有助于外科医师选择最佳的手术方式。1型下颌畸形可行骨切开手术进行矫治,2a 型下颌畸形常需要行牵张成骨进行矫治,2b 型下颌畸形常行肋软骨移植进行矫治,3型下颌畸形可行全髁突重建手术进行矫治。这种分类没有考虑软组织缺损或其他面部骨骼缺损情况,当涉及其他因素时,OMENS 分类可能更有帮助(图8.10)。

治疗的主要内容是重建下颌骨和耳郭以及纠正不对称畸形。当患儿出生伴有面神经

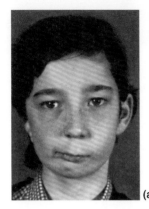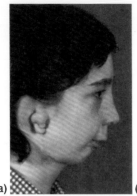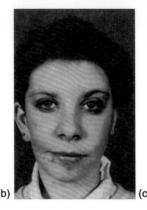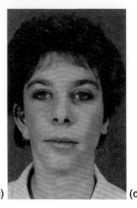

(a)　　　　　　　　　　(b)　　　　　　　　　　(c)　　　　　　　　　　(d)

图 8.10　(a)&(b)患者术前面容,(c)&(d)患者术后即刻及术后 5 年的面容

麻痹时,治疗过程可能会比较复杂。由于患者垂直和水平向发育不全,一般需要进行眼眶重建和面中份的手术。牵张成骨是比较有利的治疗方案,并且可以通过多次牵张来增加骨量。否则,大的缺损可能需要通过使用复合游离皮瓣来重建,通常是带髂骨、肌肉、脂肪和皮肤的旋髂深动脉皮瓣。但游离皮瓣移植可能需要在后期阶段去除。治疗时机的选择和其特性仍需进一步深入探讨。治疗过程几乎不涉及颅内。

8.10　参考文献

Kerawala, C. and Newlands, C. (2010) *Oxford Specialist Handbooks in Surgery*. Oxford University Press.

Murray, J.E., Kaban, L.B., Mulliken, J.B. and Evans, C.A. (1985) Analysis and treatment of hemifacial microsomia. In Carroni, E.P. (ed.) *Craniofacial Surgery*. Little, Brown, Boston, pp.377–390.

Tulasne, J.F. and Tessier, P.L. (1986) Results of the Tessier integral procedure for correction of Treacher Collins Syndrome. *Cleft Palate Journal* **23**(suppl), 40–49.

Ward, P., Booth, S., Schendel, A. and Hausamen, J-E. (1999) *Maxillofacial Surgery*, Churchill Livingstone: London.

第9章 病例报告

9.1 安氏Ⅱ类2分类错𬌗畸形

病情介绍

白种男性,27岁,有明确的病史。
无需要治疗的心理疾患禁忌证。

病例主诉

功能方面:
- 深覆𬌗、创伤性咬合

容貌方面:
- 下颌过于后退
- 面下份塌陷

面部特征(图9.1.1)

前后方向:

- 上下颌骨呈安氏Ⅱ类关系
- 下颌后缩
- 鼻唇角增大
- 颏部前突

垂直方向:
- 上切牙暴露不足
- 面下份高度不足
- 唇-颏角度减小
- 下颌角角度减小
- 下颌平面变平

水平方向:
- 没有明显不对称

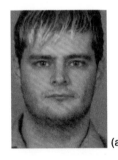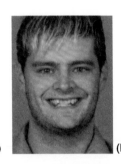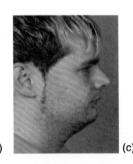

图9.1.1 (a)息止位可见面下份高度不足。(b)微笑时上切牙暴露不足。(c)侧貌可见颏唇沟加深,颏部前突,呈现典型的短面型

口内检查(图9.1.2a)

牙列:
- 上前牙内倾并且严重拥挤

- 下切牙排列和角度正常
- Spee曲线加深

咬合关系:

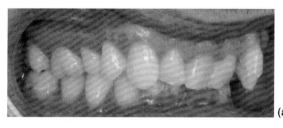 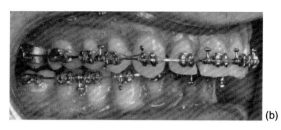

图 9.1.2　（a）口内检查可见上切牙内倾。（b）上前牙严重拥挤,可以通过正畸去代偿来解决

- 严重的安氏Ⅱ类2分类前牙关系
- 100%深覆𬌗,创伤𬌗
- 轻度深覆盖
- 双侧颊尖Ⅱ类𬌗关系超过一个单位

初始联合计划

理想的软组织侧貌和可供选择的牙颌骨移动

1. 上颌切牙与上颌骨位置

减小鼻唇角,增加切牙暴露:

- 将上颌切牙倾斜度恢复正常
- 下降上颌骨前份 2mm

2. 咬合与下颌骨位置

下颌骨前徙 10mm,改善下唇形态,增加前下面高:

- 下颌骨前徙 10mm(BSSO)
- 矫正咬合关系,使其实现三点接触

3. 上下颌复合体旋转

使下颌骨与𬌗平面变得陡峭:

- 顺时针旋转

4. 颏部的位置

获得合适的垂直高度的比例和侧貌平衡:

- 垂直方向增加颏部高度(颏成形术)

术前正畸的主要目的

- 移动上颌切牙,增加其唇倾程度,代偿手术计划中上颌骨的向后旋转
- 保持下颌切牙倾斜度,下颌骨的旋转将使其

获得足够的倾斜角度

- 获得 10~11mm 的覆盖,允许下颌骨充分前徙
- 维持下颌 Spee 曲线的弧度,实现三点接触
- 尽可能扩宽上颌牙弓

最终手术计划

正畸治疗结束后(图 9.1.2b,图 9.1.3):

- 上颌切牙倾斜度增加(120°)
- 覆盖达到 11mm
- 最大程度地维持下颌 Spee 曲线不变
- 咬合关系较为合适,但是牙弓横向关系无法通过正畸解决

借助模型外科与头影测量分析,手术方案最终确定为:

- Le Fort Ⅰ型骨切开,上颌骨前份下降 2mm,

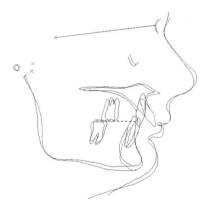

图 9.1.3　正畸治疗前(红)与手术前(蓝)的头影测量片重叠后的比较,显示上颌前牙充分去代偿(OPAL,英国正畸学会)

后份升高 2mm,形成上颌骨顺时针旋转。由于下颌骨前徙 10mm,上颌骨不需要向前移动

- 将下颌骨双侧矢状劈开并前徙 10mm,形成三点接触(9.1.5a)
- 行颏成形术使颏部垂直下移 3mm

治疗结果(图 9.1.4~图 9.1.7)

　　上颌骨没有向前移动所以上唇的位置没有发生变化。随着上下颌骨复合体的旋转,下颌船平面变得倾斜。咬合关系以及牙齿排列得到很大改善。

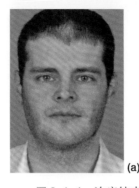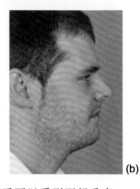

图 9.1.4　治疗结束后可以看到面部垂直方向的比例(a)和软组织侧貌(b)都得到改善

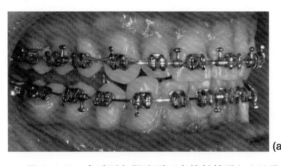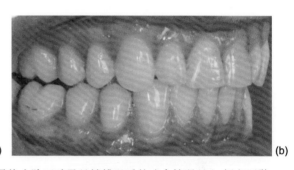

图 9.1.5　术后不久即达到三点接触情况(a)以及最终去除正畸弓丝锁槽以后的咬合情况(b),侧方开船通过调整后牙颊倾和覆船关系得到改善

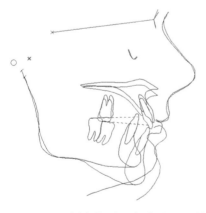

图 9.1.6　正颌术前(红)与术后(蓝)的头影测量片重叠显示手术效果。上颌骨与下颌骨都向下向后旋转,下颌平面变得陡峭。颏成形术使面部垂直方向的比例得到改善(OPAL,英国正畸学会)

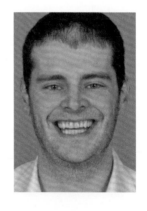

图 9.1.7　微笑时患者上切牙的垂直位置和内倾角度均达到理想效果

9.2 上颌骨垂直向过长

病情介绍

白种女性,16岁,有明确的病史。
无需要治疗的心理疾患禁忌证。

病例主诉

功能方面:
- 轻微的咬合问题
- 上下唇不易闭合

容貌方面:
- 露龈笑严重
- 下颌过于后缩

面部特征(图9.2.1)

前后方向:

- 上下颌骨呈安氏 II 类关系
- 上颌骨轻度发育不足
- 鼻唇角增大
- 下颌骨发育不足

垂直方向:
- 上颌骨垂直向过长,牙龈暴露过多
- 上唇过短
- 面下份高度增加
- 下颌平面过于陡峭
- 颏部后缩,颏唇角度圆钝

水平方向:
- 没有明显不对称

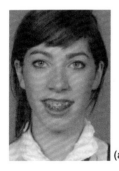 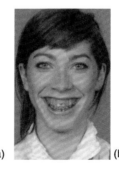 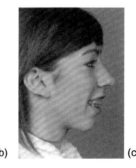

(a) (b) (c)

图 9.2.1　正面息止位(a)与微笑时(b)可见面下份高度增加,上颌骨垂直高度增加,上唇过短。侧貌(c)可见 FMPA 较高,下颌骨向后下旋转

口内检查

牙列：

- 上前牙竖直并且轻度拥挤
- 下切牙角度正常并轻度拥挤

咬合关系：

- Ⅱ类 1 分类前牙关系
- 覆盖 8mm
- 双侧颊尖Ⅱ类殆关系超过一个单位

初始联合计划

理想的软组织侧貌和可供选择的牙颌骨移动

1. 上颌切牙与上颌骨位置

减少静息和微笑时的牙龈暴露，尽可能延长上唇，增加鼻周围区突度 2~3mm：

- 将上颌前份上抬 5mm
- 设计 V-Y 切口并缝合
- 在上颌骨 Le Fort Ⅰ 水平将骨切开并前徙 4mm

2. 咬合与下颌骨位置

前徙下颌骨建立理想咬合关系，改善下唇形态，减少前下面高：

- 下颌骨前徙并旋转 10mm（可能要求上颌骨后份上抬增加覆殆）

3. 上下颌复合体旋转

减少下颌骨与殆平面的陡峭程度：

- 逆时针旋转

4. 颏部的位置

获得合适的垂直高度的比例和侧貌平衡：

- 采用颏成形术在垂直向减少颏部高度

术前正畸的主要目的

- 保持上颌切牙的倾斜度，使上颌骨后份上抬
- 整平上下牙弓
- 保持下颌切牙的倾斜度。下颌骨的旋转会

有效地使下颌切牙获得理想的竖直状态

- 获得 8mm 的覆盖，这将在上颌骨前徙 4mm，下颌骨前徙 10mm 并旋转后获得 Ⅰ 类切牙关系

最终手术计划

正畸治疗结束后（图 9.2.2）：

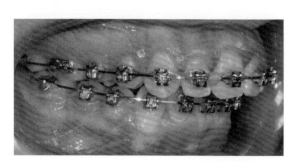

图 9.2.2　术前正畸没有明显改变上颌切牙的倾斜度。通过术前正畸，获得 8mm 覆盖，给下颌骨前徙预留了空间

- 保持上颌切牙倾斜度
- 覆盖 8mm
- 牙弓关系良好

借助模型外科与头影测量分析，手术方案最终确定为：

- Le Fort Ⅰ 型骨切开，上颌骨前份上抬 5mm，后份升高 2mm，前徙 4mm
- 下颌骨前徙并旋转 10mm
- 颏成形术：颏部前徙 6mm 并上移 4mm

治疗结果（图 9.2.3~图 9.2.6）

经过上颌骨上抬和上唇延长，露龈笑得到显著改善。面下份的高度显著减小，但是由于下颌骨升支高度不足，下颌平面的角度依然陡峭。颏部和唇的形态都明显改善，咬合关系也令人满意。

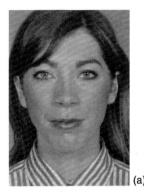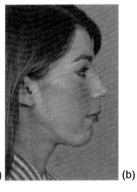

(a)　(b)

图9.2.3　治疗结束时患者的正面照(a)，照片显示其面部比例和唇形都得到改善。侧貌仍然可见较高的下颌平面角和略显前突的面型(b)，但是要完全解决这个问题非常困难。图中还可以看出治疗后上唇延长

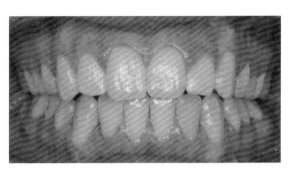

图9.2.5　治疗结束后的咬合关系。照片展示了治疗后的正覆𬌗关系以及令人满意的牙尖交错关系

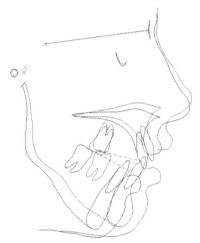

图9.2.4　正颌术前(红)与术后(蓝)的头影测量片重叠显示手术效果。上颌骨上抬与下颌骨前徙都得以实现(OPAL,英国正畸学会)

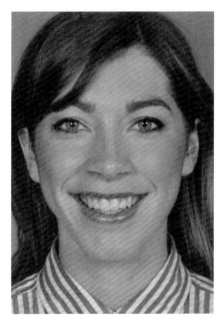

图9.2.6　正面微笑时显示上颌切牙与上唇之间正常的垂直比例关系

9.3 安氏Ⅲ类错𬌗畸形

病情介绍

白种女性,16岁,有明确的病史。

上颌第一磨牙因为排齐上颌牙弓的需要已经被拔除。

无需要治疗的心理疾患禁忌证。

病例主诉

功能方面:
- 前牙无法咬合

容貌方面:
- 下颌过于前突

面部特征(图9.3.1,图9.3.2)

前后方向:
- 严重安氏Ⅲ类关系
- 鼻周围组织凹陷
- 下唇缺乏曲线轮廓

垂直方向:
- 上唇过短,闭合不全
- 息止状态下上切牙暴露,露龈笑
- 面下份高度增加
- 下颌平面陡峭

水平方向:
- 下颌骨不对称,颏部右偏
- 咬合平面左侧下垂
- 鼻翼基部缩窄

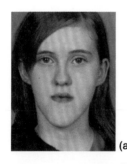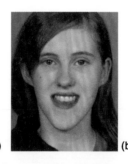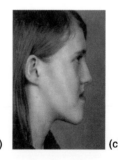

(a)　　　　　(b)　　　　　(c)

图9.3.1　正面息止状态(a)和微笑时的状态(b),注意下颌不对称,口角偏斜,同时面下份高度增加。侧面可见典型的Ⅲ类错𬌗畸形面容以及陡峭的下颌平面

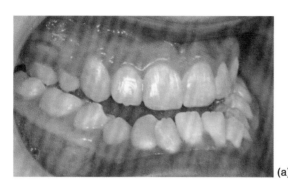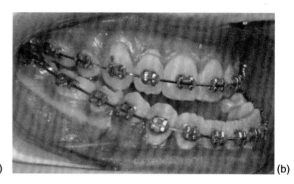

图9.3.2　治疗前的咬合状态(a)。下前牙拥挤并且舌倾,有利于下颌正畸去代偿(b)

口内检查(图9.3.2a):

咬合关系:
- 严重的Ⅲ类切牙关系
- 覆𬌗变浅
- 反覆盖4mm
- 即使拔除了上颌前磨牙,双侧后牙颊段超过Ⅲ类𬌗关系一个单位

牙列:
- 上切牙前倾并且轻度拥挤
- 下切牙舌倾和拥挤
- 上下牙弓中线右偏2mm

初始联合计划

理想的软组织侧貌和可供选择的牙颌骨移动

1. 上颌切牙与上颌骨位置
上唇和鼻旁组织向前移动4~5mm
调整上前牙正常暴露程度
延长上唇
- Le Fort Ⅰ型骨切开,将上颌骨前徙7mm,向左旋转2mm
- 上抬上颌骨前份2mm
- 设计V-Y切口延长上唇
2. 咬合与下颌骨位置
下颌骨后退,改善咬合和不对称:

- 唇倾下前牙
- BSSO下颌骨旋转然后后退6mm,调整不对称(要求上颌骨后份上抬增加覆𬌗)
3. 上下颌复合体旋转
减少下颌骨与𬌗平面的陡峭程度
- 逆时针旋转
4. 颏部的位置
获得合适的垂直高度的比例和侧貌平衡
- 颏部前移同时减少垂直方向高度(颏成形术)

术前正畸的主要目的

- 下颌切牙部分去代偿,为治疗后的下颌骨平面角留出空间
- 保持上颌切牙倾斜度
- 获得10mm的反覆盖,为总计13mm的颌骨移动创造条件
- 使横向牙弓协调

最终手术计划

正畸治疗结束后(图9.3.2b,图9.3.3):
- 下颌切牙轻度舌倾(83°)
- 获得反覆盖10mm
- 上下牙弓协调
借助模型外科与头影测量分析,手术方案最终确定为:

位置和上切牙的形态显著改善,颏部的位置和侧貌达到令人满意的效果。治疗后面下份可能仍然较高但可以接受,这可以通过颏成形术进行进一步改善。下颌平面陡峭程度得到改善,咬合关系与牙弓形态达到令人满意效果。

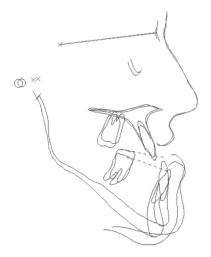

图9.3.3 治疗前(红)与正颌术前(蓝)的头影测量片重叠显示下前牙的治疗效果。可以看到上颌磨牙升高并增加了垂直方向的高度(OPAL,英国正畸学会)

- Le Fort I 型骨切开术,上颌骨前徙 7mm,前份抬高 2mm,后份升高 2mm
- 下颌骨自动旋转,同时不对称的 BSSO 使下颌骨后退 6mm
- 颏成形术:颏部前移 6mm,垂直高度减少 4mm

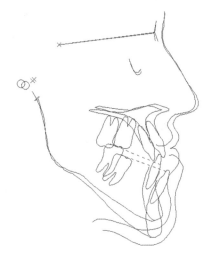

图9.3.5 正颌术前(红)与术后(蓝)的头影测量片重叠显示手术效果。上颌骨与下颌骨基本移动到位。颏成形术使得侧貌和面部垂直向比例得到改善(OPAL,英国正畸学会)

治疗结果(图9.3.4~图9.3.7)

使软组织形态达到理想状态。上颌骨的

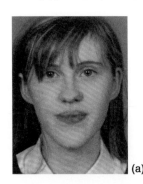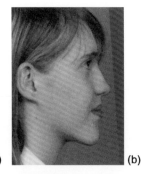

图9.3.4 术后正面照(a)和侧面照(b)。照片显示患者面部形态和对称性得到明显改善

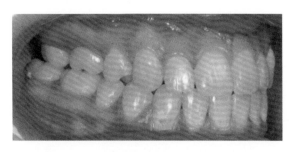

图9.3.6 治疗结束后的咬合关系。切牙关系与牙弓协调性令人满意

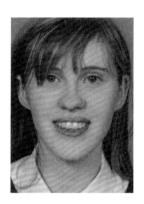

图9.3.7　患者治疗结束后的正面微笑容貌。其上切牙与上唇的关系达到令人满意效果

9.4 下颌骨不对称及其 3D 设计

病情介绍

白种男性,17 岁,有明确的病史。下颌骨不对称没有进行性加重。无需要治疗的心理疾患禁忌证。

病例主诉

功能方面:
- 希望改善前牙咬合状态

容貌方面:
- 下颌偏斜

面部特征(图 9.4.1)

前后方向:

- 磨牙关系和凹陷的鼻旁组织显示上颌骨发育不足
- 下颌前突同时颏部后缩
- 下唇失去曲线
- 下颌角角度增大

垂直方向:
- 面下份高度增加
- 下颌平面角增大

水平方向:
- 下颌骨不对称,颏部偏右
- 鼻尖轻度左偏
- 上颌𬌗平面未见倾斜
- 鼻唇角角度增大

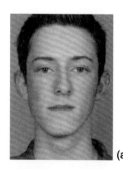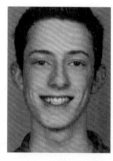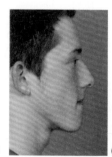

(a)   (b)   (c)

图 9.4.1 患者息止位(a)与微笑时的容貌(b)。下颌骨主要是在横向上不对称。患者微笑时可见上切牙舌倾,且上颌中线轻度偏右。其侧貌(c)可见上颌骨与颧骨发育不足。下颌平面角增加,颏部后缩

口内检查(图 9.4.2a):

牙列:
- 上前牙轻度内倾且拥挤

- 下切牙内倾且轻度拥挤

咬合关系:
- 切牙呈 Ⅲ 类关系,反覆盖 2mm

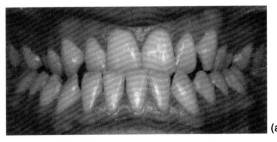
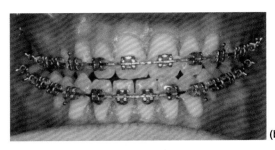

图9.4.2　治疗前咬合状态(a)。注意下颌牙列并无拥挤,不适合做下颌前牙去代偿。由于下颌骨不对称,下颌中线明显右偏。(b)术前正畸获得7mm反覆盖以及协调的牙弓关系

- 上颌中线右偏2mm
- 下颌中线右偏6mm并与下颌骨中线一致

- 调整下切牙唇倾到反覆盖8mm
- 使横向牙弓宽度协调

初始联合计划

理想的软组织侧貌和可供选择的牙颌骨移动

1. 上颌切牙与上颌骨位置
上唇与鼻旁组织向前移动4mm;
恢复颧骨突度;
将上颌中线恢复到面部正中:
- 将上颌切牙倾斜度恢复正常
- Le Fort I型骨切开术将上颌骨前徙6mm并向左旋转
- 颧骨植骨,增加高度
2. 咬合与下颌骨位置
旋转并且不对称地后退下颌骨,获得最佳咬合关系和协调的牙弓中线位置;
改善下唇弧度:
- 调整下颌切牙唇倾
- BSSO使下颌骨后退4mm并向左旋转6mm
3. 上下颌复合体旋转
- 没有要求
4. 颏部的位置
- 在最后的手术计划阶段重新评估是否需要行颏成形术

术前正畸的主要目的

- 移动上切牙唇倾到正常倾斜度

最终手术计划

正畸治疗结束后(图9.4.2b,图9.4.3):
- 上切牙轻度唇倾
- 反覆盖7mm
- 牙弓协调性良好

除了传统的模型外科,还可以借助Maxilim®三维软件(图9.4.4)将手术方案最终确定为:
- Le Fort I型骨切开,上颌骨前徙6mm,向左旋转2mm,垂直方向不变。

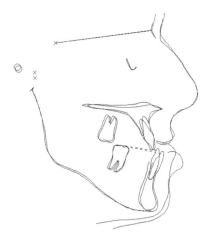

图9.4.3　正畸治疗前(红)与手术前(蓝)的头影测量片重叠后的比较,显示下颌切牙完全去代偿,同时纠正上切牙的舌倾(OPAL,英国正畸学会)

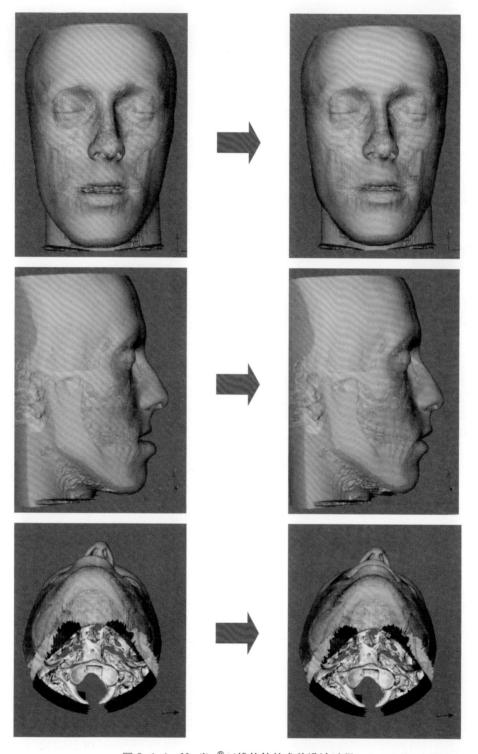

图 9.4.4　Maxilim®三维软件的术前设计过程

- 不对称的下颌骨后退以获得 I 类切牙关系，对齐中线。
- 颏成形术：根据判断不再需要。
- 颧骨植骨增高。

治疗结果(图9.4.5~图9.4.8)

下颌骨偏斜的情况得到很大改善，上下颌中线还有少许右偏。软组织侧貌形态可以接受，鼻周组织凹陷以及鼻唇角角度建议进一步改善。颏部前徙或许可以进一步改善侧貌形态。

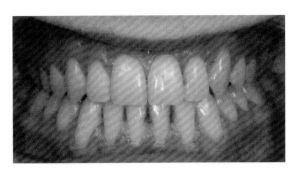

图 9.4.7 治疗结束时患者的咬合关系。图片显示患者的上下颌中线以及牙尖交错的位置关系令人满意

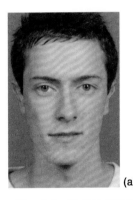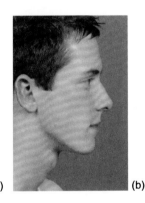

图9.4.5 治疗结束后的面部形态。(a)下颌不对称得到显著改善。(b)鼻唇角角度仍然轻微偏大。根据侧貌分析，可能需要进行颏部前徙来进一步改善形态

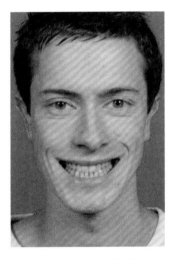

图 9.4.8 图片显示术后微笑时患者容貌和咬合形态令人满意

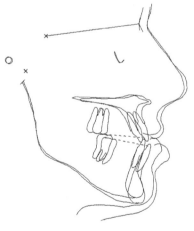

图 9.4.6 正颌术前(红)与术后(蓝)的头影测量片重叠显示前后方向和垂直方向移动的手术效果。面下份的高度随着下颌骨后退和旋转得到显著改善 (OPAL, 英国正畸学会)

9.5　前牙开𬌗

病情介绍

白种男性,23岁,有明确的病史。
自幼吮指(右手大拇指)习惯。
无需要治疗的心理疾患禁忌证。

病例主诉

功能方面:
- 前牙无法实现咬合

容貌方面:
- 上前牙参差不齐

- 对面部容貌改善没有要求

面部特征(图9.5.1)

前后方向:
- 上颌骨发育不足,轻度Ⅲ类关系
- 鼻周组织轻度凹陷

垂直方向:
- 微笑时上切牙轻度暴露不足
- 面下份高度增加

水平方向:
- 没有明显不对称

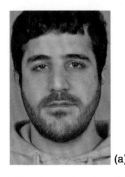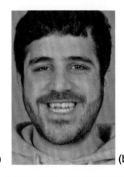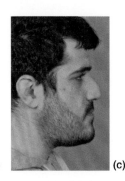

图9.5.1　(a)息止位可见患者面下份高度轻度增加,但是面部容貌总体可以接受。(b)微笑时可见患者上切牙基本垂直,中切牙暴露不足。(c)侧貌可见患者上颌骨轻度发育不足,但这不是其主诉内容

口内检查(图9.5.2a)

牙列:
- 上切牙正常倾斜和排列
- 下切牙舌倾,轻度拥挤

- 上下颌中线正常且协调

咬合关系:
- Ⅲ类切牙关系,反覆盖3mm
- 前牙开𬌗,最大距离4mm。开𬌗向后延伸直

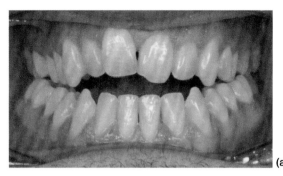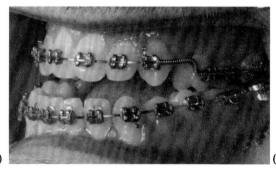

图 9.5.2 （a）治疗前的殆状态,前牙开殆是由于上颌切牙的内收引起的,部分由于上颌骨后份发育过度引起,在下颌切牙可以看到一些代偿存在。（b）分段正畸装置被应用于分块手术的准备中以减少前牙开殆的复发,注意在尖牙远中预留出手术切开的空间

到第二前磨牙
- 双侧后牙颊尖Ⅲ类殆关系超过一个单位

初始联合计划

理想的软组织侧貌和可供选择的牙颌骨移动

1. 上切牙与上颌骨位置
   上唇及鼻周组织向前移动大约 4mm
   解决上切牙在息止位和微笑时的暴露不足
- Le Fort Ⅰ型骨切开前徙上颌骨 6mm,保持切牙倾斜度
- 下降上颌骨前份 2mm
2. 咬合与下颌骨位置
   关闭切牙反殆,减少 LAFH:
- 保持下切牙倾斜度
- 下颌骨自动旋转获得正咬合(要求上颌骨后份上抬,同时排齐上颌牙弓)
3. 上下颌复合体旋转
- 不适用
4. 颏部的位置
- 尚不需要

术前正畸的主要目的
- 节段性排齐上颌牙弓,避免上切牙牵出潜在的不稳定的风险

- 在上颌尖牙牙根远中留出间隙便于器械切开上颌骨
- 维持下切牙的倾斜度
- 获得反覆盖 3~4mm,允许上颌骨前徙 5~6mm
- 获得牙弓宽度的协调

最终手术计划

正畸治疗结束后(图 9.5.2b,图 9.5.3):

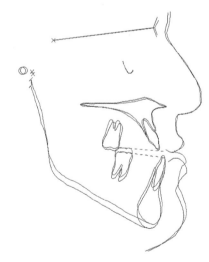

图 9.5.3 正畸治疗前(红)与手术前(蓝)患者的头影测量片重叠后的比较图,显示上颌磨牙少许伸长而上切牙并没有压低(OPAL,英国正畸学会)

- 上颌牙弓已经节段性排齐,同时上切牙并未压低
- 反覆盖 4mm
- 牙弓横向关系较好

借助模型外科与头影测量分析,手术方案最终确定为:

- 两段式 Le Fort Ⅰ型骨切开,上颌骨前份前移 6mm,前份下降 2mm 同时后份上抬 2mm
- 下颌骨自动旋转,关闭前牙开𬌗

治疗结果(图9.5.4~图9.5.7)

前牙开𬌗被成功关闭,在微笑时上切牙暴露正常。随着上颌骨发育不足的矫正,患者软组织侧貌获得很大改善,咬合关系令人满意。另外患者的面下份高度略有减少,下唇曲线得到恢复,尽管患者对此没有特殊要求。

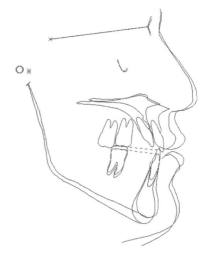

图9.5.5　正颌术前(红)与术后(蓝)的头影测量片重叠显示手术效果,图片显示患者上颌骨前部下降,上颌骨后份上抬,并且下颌骨的旋转关闭了前牙开𬌗(OPAL,英国正畸学会)

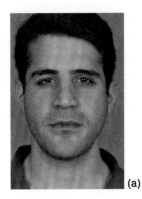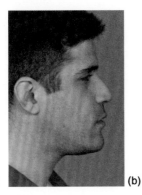

(a)　　　　(b)

图9.5.4　治疗结束后的面部形态。正面看(a)面部比例协调,鼻周组织凹陷的情况得到改善。侧貌(b)显示上唇已经向前移动

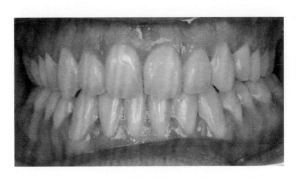

图9.5.6　治疗结束后的咬合状态。已经将患者牙齿的咬合关系纠正为正覆𬌗与正覆盖,上下牙弓关系协调

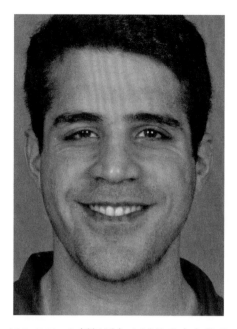

图 9.5.7   上颌切牙与上唇的垂直向关系
正常,牙颌面形态美观

9.6　安氏 Ⅱ 类 1 分类合并牙列发育不全

病情介绍

白种女性,15 岁,有明确的病史。无需要治疗的心理禁忌证。

病例主诉

功能方面:

- 下颌前牙缺失造成困扰
- 上前牙前突"侵入"上唇

容貌方面:

- 上前牙唇倾严重
- 前牙间隙明显

- 下颌后缩严重

病例特征(图 9.6.1)

前后方向:

- 上下颌呈骨性 Ⅱ 类关系
- 下颌后缩
- 下唇后缩位于上颌中切牙以后

垂直方向:

- 面下份高度不足
- 唇-颏角角度加深

水平方向:

- 没有明显不对称

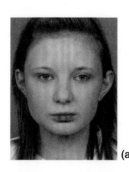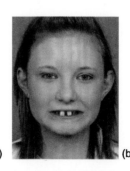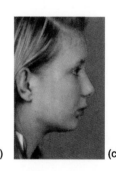

图 9.6.1　正面形态显示息止位(a)与微笑时(b)面下份高度不足以及下唇后缩。侧貌(c)可见下颌严重后缩,唇-颏沟加深

口内检查(图 9.6.2a)

牙列:

- 牙列缺失:12,22,31,32,41,42
- 上切牙唇倾且有较大的中切牙间隙

咬合关系:

- Ⅱ类1分类前牙关系
- 因为缺少下颌前牙,覆盖关系难以确定
- 双侧后牙颊尖 Ⅱ 类𬌗关系超过一个单位

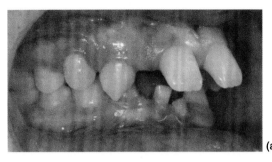
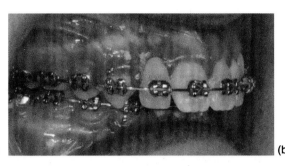

图9.6.2 （a）治疗开始前，口内检查可见上中切牙唇倾以及牙列缺失。覆盖关系无法常规确定，但是即使下前牙存在，也可以判断出覆盖加深。（b）正畸治疗结束后、正颌术前的咬合状态。上颌侧切牙的修复体也加装了锁槽和正畸弓丝

初始联合计划

理想的软组织侧貌和可供选择的牙颌骨移动

　　1. 上切牙与上颌骨位置
　　上颌骨的位置可接受
　　调整上颌中切牙使其舌向倾斜
● 上颌中切牙调整
　　2. 咬合与下颌骨位置
　　下颌骨前徙以便在下颌恒牙缺失的情况下获得两侧牙弓的正常咬合
　　消除下唇后缩
　　增加前下面高和下颌骨的陡峭程度
● 下颌骨前徙8mm（BSSO）
　　3. 上下颌复合体旋转
● 无特殊处理
　　4. 颏部的位置
　　获得合适的垂直高度的比例，并使侧貌平衡
　　增加下唇曲线
● 颏成形术使颏部前移并增加其突度

术前正畸的主要目的

● 内收上切牙到正常倾斜度，关闭中切牙间隙
● 调整间隙分布，为修复12、22、31、32、41、42牙做准备

● 调整上下牙弓至其协调

最终手术计划

　　正畸治疗结束后（图9.6.2b，图9.6.3）：
● 上颌切牙内收接近正常
● 牙列间隙已经调整至适合修复治疗
● 牙弓关系调整为Ⅰ类磨牙关系，需要在接下来的手术中向前移动下颌8mm
　　借助模型外科与头影测量分析，手术方案最终确定为：
● 下颌骨前徙8mm

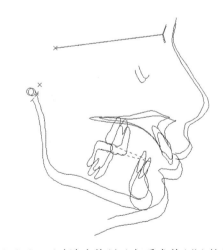

图9.6.3 正畸治疗前（红）与手术前（蓝）的头影测量片重叠后的比较，显示上颌前牙有部分被调整至舌倾。由于患者仍处于青春期，因此垂直方向的高度有所增加（OPAL，英国正畸学会）

● 颏成形术：颏部向前 2mm，垂直下移 4mm

治疗结果（图 9.6.4~图 9.6.7）

患者侧貌显著改善，颏点位置合适，下唇曲线调整为较平缓状态。下唇位置位于上切牙之前，面部垂直方向的比例在正常范围内。缺失的牙齿通过桥体、骨移植和种植体等方法得到修复。

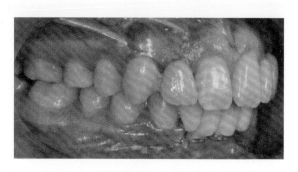

图 9.6.6 缺牙间隙通过种植体、骨移植等方法得到修复，获得 I 类咬合关系。在保持的早期，中切牙间隙有少许复发，但是患者并不特别担心

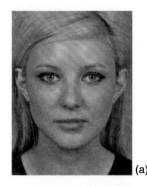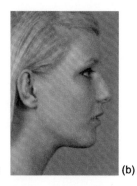

(a)　　　(b)

图 9.6.4 治疗结束后的容貌。(a)患者正面照显示面下份高度恢复正常。(b)患者侧貌达到令人满意的效果，下唇曲线接近正常

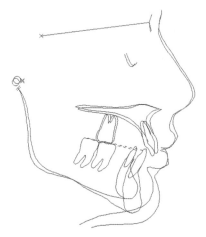

图 9.6.5 正颌术前（红）与术后（蓝）的头影测量片重叠显示患者颏点向前向下移动（OPAL，英国正畸学会）

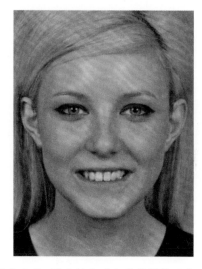

图 9.6.7 治疗结束后患者的微笑面容，照片显示患者上切牙达到令人满意的倾斜度，且治疗后患者获得了正常的下唇位置

索　引